Hannelore Dahlke

Olaf Evjenth Jern Hamberg

MUSKELDEHNUNG, WARUM UND WIE?

Eine effektive Behandlungsmethode bei Schmerzen
und Bewegungseinschränkung

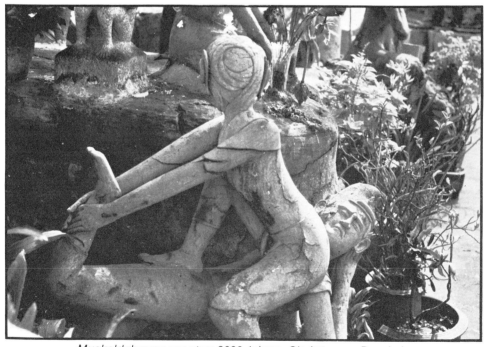

Muskeldehnung vor etwa 2000 Jahren. Skulptur von Bangkok.

Teil II DIE WIRBELSÄULE

REMED VERLAG

© 1981 Remed Verlag, Postfach 2017, CH-6300 Zug 2, Schweiz

Typografie: Team Offset, Malmö, Schweden

Druck: Canale Co Spa, Turin, Italien

ISBN 3-85609-002-9

VORWORT

Mehr als 25 Prozent aller Patienten konsultieren heute den Arzt nur für Beschwerden von seiten der Bewegungsorgane. Viele Patienten, die den Arzt für andere Beschwerden konsultieren, haben zusätzlich Schmerzen, Bewegungsschmerzen und Steifheit. Diese beiden Patientenkategorien verursachen einen sehr grossen Teil der Krankschreibungen und sie dominieren in der Gruppe von Patienten, denen eine Invalidenrente bewilligt wird. Grosse gesellschaftsökonomische Probleme sind die Folge davon.

Die Erfahrung langjähriger Behandlung von Patienten mit oben beschriebenen Beschwerden hat dieses Buch veranlasst. Es zeigte sich in vielen Fällen, dass Entspannung-Dehnung verkürzter Muskeln und anderer Strukturen eine notwendige Behandlungsform ist, um ein für den Patienten gutes Resultat zu erreichen. Die Methode sollte auch als prophylaktische Massnahme beim Training gesunder Menschen aller Alterskategorien benützt werden.

Im Buch werden einige der Techniken beschrieben, die wir angewendet und als effektiv gefunden haben. Bei eingeschränkter Bewegung, die auf verkürzten Strukturen beruht, können diese Techniken mit Vorteil angewendet werden.

Wir haben keinen Doppelblindtest durchgeführt, sondern die Patienten waren ihre eigenen Kontrollen. Eine jahrelang bestehende Dysfunktion, die nach Entspannung-Dehnung verschwand, war genug Beweis für uns und für den Patienten.

Die Einteilung des Buches ist einfach. Im Inhaltsverzeichnis findet man das vom Patienten aufgezeigte Bewegungshindernis zusammen mit dem aktuellen Gelenk oder dem beteiligten Bewegungssegment. Es wird auf die Seite verwiesen, die die entsprechende Behandlungstechnik zeigt. Das Muskelschema informiert auch, welche Muskeln welche Bewegungen behindern.

Wir sind sehr dankbar, falls wir mit diesem Buch dazu beitragen können, die schwere Situation sowohl für den Patienten als auch für den Therapeuten zu verbessern.

Wir möchten auch Dr Maria Dumbacher-Schmidt und Dr Franz Mildenberger für ihre grosse Arbeit beim Übersetzen dieses Buches besonders danken.

Oslo und Alfta August 1981

Olaf Evjenth und Jern Hamberg

INHALTSVERZEICHNIS

1. MUSKELDEHNUNG, WARUM UND WIE?

Gymnastik — mit unter anderem Dehnen in der einen oder anderen Form — wurde schon seit Urzeiten betrieben, sicherlich nicht nur zum Zeitvertreib oder Vergnügen, sondern weil man spürte, dass der Körper dadurch besser funktionierte.

Unrichtiges Dehnen von Muskeln und anderen Strukturen kann hingegen dem Körper Schaden zufügen mit z B übergrosser Beweglichkeit — Instabilität, pathologische Hypermobilität — als Folge. Das kommt vor allem bei Teilnehmern von Gymnastikwettbewerben vor und da besonders bei Damen, aber auch bei anderen Formen der Gymnastik, z B Jazzgymnastik. Bei den meisten Gymnastikarten wird das Dehnen mit grosser Kraft und langem Hebelarm durchgeführt, wodurch leicht ein Schaden auftreten kann. Vielfach ist die Kenntnis vom normalen Bewegungsumfang der verschiedenen Gelenke des Körpers völlig unzureichend. Daher werden oft genügend lange Strukturen überstreckt und zu kurze Strukturen überhaupt nicht gedehnt. Die Folgen sind Schmerzen und unter Umständen Dauerschäden — nicht zuletzt in der Lendenwirbelsäule. Die Kenntnis, wie und wann man einen Muskel oder andere Strukturen dehnen soll, ist daher unbedingt notwendig, wenn man eine Funktion verbessern und nicht verschlechtern, also schädigen, will.

Jeder Patient, der Symptome von seiten des Bewegungsapparates aufweist, besonders in Form von Schmerzen und Bewegungseinschränkung, soll genauestens untersucht werden im Hinblick auf die Funktion der Gelenke und Muskeln. Hat der Test normale Gelenksbeweglichkeit gezeigt aber angespannte Muskeln (oder pathologischen Hartspann), sollte eine Probebehandlung dieser Muskeln in Form von Dehnung vorgenommen werden. Oft erhält man ein gutes Behandlungsresultat schon in erstaunlich kurzer Zeit. Als vorbeugende Massnahme sollten alle Schulkinder in dieser Hinsicht untersucht werden. Auf diese Weise kann man eine gestörte Muskelfunktion entdecken und behandeln bereits ehe sie zu Beschwerden geführt hat.

Normalwerte — Angaben über Bewegungsumfang der verschiedenen Gelenke — sind oft von geringem oder keinem Nutzen bei der Beurteilung, ob Muskeln oder andere Strukturen verkürzt sind und gedehnt werden müssen. Der Annahme, dass es sich um verkürzte posturale oder zu schwache phasische Muskeln handelt, kann auch nicht blind gefolgt werden.

Lediglich indem man jeden Patient mit einer Dysfunktion testet, kann man lernen, normale oder abnormale Abweichungen zu erkennen, sie zu beurteilen und probeweise zu behandeln. Erfahrung und Geschicklichkeit des Untersuchers sind also notwendig, eine Verkürzung aufzudecken, die alle Strukturen betreffen kann. Nur das Behandlungsresultat beim Verdacht auf verkürzte Muskeln — will sagen, die Normalisierung des Bewegungsmusters und die Schmerzfreiheit — ist das einzig verlässliche Kriterium, dass die Behandlung richtig war.

Eine Dysfunktion auf Grund verkürzter Strukturen im Bewegungsapparat kann durch veränderte Bewegungsmuster, Veränderungen im Muskelvolumen und Turgor, aus der Dehnbarkeit und dem Bewegungsumfang in den Gelenken, besonders aus der Art, wie die Bewegungen in der Endlage abgestoppt werden, (sogenanntes „endfeel") diagnostiziert werden. Die Patienten geben überdies oft Schmerzen und das Gefühl des Spannens in den verkürzten Muskeln an. Dass verspannte Muskeln Irritation und Schäden an periferen Nerven und Gefässen verursachen können, darf als wohlbekannt angenommen werden. Um nur einige Beispiele zu nennen: Scalenussyndrom, Supinator-, Pronator- und Piriformissyndrom. (PS siehe entsprechende Lehrbücher!)

Untraining, fehlende Koordination oder ungewohnte Bewegungen verursachen veränderte Zirkulation und oft fehlerhafte Aktivität. Dieses führt nach Janda zu ständigen Mikrotraumen, die mit der Zeit zu veränderten Bewegungsmustern mit chronischen Muskelverspannungen führen, gefolgt von Kontraktionen und Schmerzen. All das verursacht mit der Zeit veränderte Gelenksfunktion, Umbau von Gelenken und degenerative Veränderungen. Man kann versuchen, all diesem vorzubauen mit unter anderem Dehnen der aktuellen Muskelgruppen.

Ein normal funktionierender Muskel hat optimale Zirkulation, Innervation und Bewegungsfähigkeit (inklusive normalem Kontraktionsvermögen und normaler Dehnbarkeit) und ist ausserdem völlig schmerzfrei bei allen Bewegungen. Das Dehnen eines Muskels ist genau so wichtig wie das Stärketraining, um eine normale Funktion beizubehalten.

Die Muskeln gehören zu den am meisten belasteten Strukturen. Sie müssen sich immer anpassen. Die Folge ist oft eine Verkürzung. Verkürzte-gespannte Muskeln werden mehr aktiviert, auch wenn sie *nicht* bei der betreffenden Bewegung mitwirken. *Sie hemmen auch ihre Antagonisten.* Je gespannter der Muskel, desto grösser die Hemmung. Darum ist es oft notwendig, die Antagonisten zu stimulieren und bei Bedarf zu trainieren, um ein zufriedenstellendes Resultat zu erreichen.

Schmerzen im Periost, in der Sehne oder dem Muskelbauch, sogar „referred pain" zu anderen Strukturen und Segmenten, können darauf beruhen, dass der Muskel zu angespannt ist. Kein Muskel in einer Synergie darf mehr gespannt sein als ein anderer. Ein verkürzter/gespannter Muskel wird bei kraftvoller und plötzlicher Arbei stärker belastet, und sowohl der Muskel als auch die Sehne kann dabei geschädigt werden. Diesem kann durch Dehnen des betreffenden Muskels *vorgebeugt* werden.

Die Grenzen für einen normalen Bewegungsumfang werden von folgenden Strukturen bestimmt: Haut, Unterhaut, Muskel, Ligament, Kapsel, Gelenkfläche und intraartikulare Struktur. Jegliche Veränderung einer dieser Strukturen kann eine Änderung des Bewegungsumfanges bedingen, der entweder zu gross oder zu klein wird. Infektion und abakterielle Entzündung kann eine herabgesetzte Beweglichkeit während des akuten Stadiums und pathologisch erhöhte Beweglichkeit oder Instabilität im chronischen Stadium verursachen. Dies gilt vor allem für Bindegewebe, Gelenkskapsel, Ligament und Gelenkknorpel. Man kann z B bei Mb Bechterew initial eine Hypomobilität sehen, die später in eine Hypermobilität auf Grund der Destruktion übergeht. Weiteres Fortschreiten der Erkrankung führt zur Entwicklung einer Hypomobilität, Ankylose. Beruht ein verminderter Bewegungsumfang auf verkürzten/gespannten Muskeln, kann eine Behandlung mit Muskeldehnung den herabgesetzten Bewegungsumfang vergrössern, eventuell normalisieren.

1.1. ALLGEMEINE TECHNIK BEI ENTSPANNUNG–DEHNUNG VON VERSCHIEDENEN STRUKTUREN

Beim Dehnen gilt immer das gleiche Grundprinzip. Nach einer statischen Muskelkontraktion gegen Widerstand folgt das Entspannen, und sobald der Muskel in dieser Refraktärperiode ist, wird er gedehnt. Das ist die schonendste der bisher ausgearbeiteten Methoden, einen Muskel zu dehnen. Sie verwertet die Erkenntnis, dass ein Muskel unmittelbar nach einer statischen Muskelkontraktion am besten entspannt und dehnbar ist. Je stärker die Kontraktion, desto grösser die Entspannung (Sherrington). Jeglichem Dehnen sollte irgendeine Form des Aufwärmens vorangehen. Die beste und am meisten spezifische Form einen Muskel aufzuwärmen ist die Kontraktion gegen Widerstand. Je stärker die Kontraktion, desto höher die Temperatur. Der Patient sollte immer durch optimale äussere Gegebenheiten so entspannt wie möglich sein, z B durch bequeme Stellung, äussere Ruhe u. dgl. Wenn man durch Dehnen von Muskeln und anderen Strukturen den Bewegungsumfang in einem Gelenk vergrössern will, kann man im Prinzip drei Methoden anwenden:

1. Die schonendste Methode ist, wenn man das Gelenk mit geringer Kraft, so weit es geht, in die eingeschränkte Bewegungsrichtung führt. Die verkürzten Strukturen pressen nun die Gelenkflächen gegeneinander. In dieser Stellung fordert der Therapeut den Patienten auf, dagegenzuhalten, d h den oder die Muskeln zu kontrahieren, die gedehnt werden sollen. Gleichzeitig führt er Traktion aus, d h er versucht, die Gelenkflächen voneinander zu trennen. Während der Patient entspannt, hält der Therapeut die Traktion aufrecht, eventuell vergrössert er sie. Die Gelenkflächen werden auf diese Weise voneinander getrennt und die verkürzten Strukturen werden gedehnt. Dieses ermöglicht eine weitere Bewegung in Richtung der eingeschränkten Bewegung, und der Therapeut wiederholt die Prozedur, bis eine deutliche Vergrösserung des Bewegungsumfanges erkennbar ist.

2. Die gängigste Methode, die wir empfehlen wollen, wie sie in diesem Buch beschrieben und auf der entsprechenden Videokassette gezeigt wird, lässt sich am besten folgendermassen erklären: Der Therapeut führt das Gelenk, so weit es geht, in die eingeschränkte Bewegungsrichtung; der Patient wird aufgefordert dagegenzuhalten, sodass eine isometrische Kontraktion des oder der Muskeln entsteht, die gedehnt werden sollen. Der Patient und der Therapeut „halten einander

das Gleichgewicht'', sodass keine Bewegung im Gelenk erfolgt. Während der Patient entspannt, kann:

a) der Therapeut eine leichte Traktion ausführen, worauf der Patient aktiv das Gelenk weiter in die eingeschränkte Richtung führt. Das eignet sich besonders, wenn die Bewegung schmerzhaft ist und/oder der Patient Schmerzen fürchtet.

b) der Therapeut das Gelenk weiter in die eingeschränkte Richtung führen.

3. Die ,,passive'' Methode, d h der Therapeut führt das Gelenk weiter in die eingeschränkte Bewegungsrichtung, während der Patient entspannt. Der Therapeut verharrt bis zu zwei Minuten oder länger in´dieser Endstellung. Dieses kann zu Behandlung schwerer Kontrakturen notwendig sein, wo die Bindegewebskomponente besonders gedehnt werden muss.

Unabhängig von der angewendeten Methode muss man kontrollieren, dass eine Gleitbewegung im Gelenk möglich ist. Das gilt speziell, wenn man die ,,passive'' Methode anwendet.

1.2.   AUSFÜHRUNG der Technik Nr 2

1.2.1. Isometrische Kontraktion vor dem Dehnen

Der Therapeut führt die Extremität oder das Gelenk des Patienten in die eingeschränkte Bewegungsrichtung. Der Startpunkt in der Bewegungsbahn wird dort gewählt, wo der Patient am leichtesten dagegenhalten kann. Man kann dort beginnen, wo die verkürzten Strukturen die Bewegung abstoppen, der Patient aber ,,findet'' oft leichter die Muskeln, die dagegenhalten sollen, wenn man etwas früher in der Bewegungsbahn beginnt. Der Patient wird nun aufgefordert, so kräftig dagegenzuhalten, dass keine Bewegung im Gelenk auftritt. Der Patient und der Therapeut sollen einander ,,im Gleichgewicht'' halten. Ist die Kontraktion *schmerzfrei*, kann der Therapeut *während einiger Sekunden starken Widerstand* anlegen, sodass der Muskel des Patienten rasch ermüdet. Treten *Schmerzen* während·der Kontraktion auf, sollte sowohl der Therapeut als auch der Patient *geringere Kraft* dafür über eine längere Zeitperiode (5-10 Sekunden) anwenden.

1.2.2. Entspannung und Dehnung

Der Patient entspannt nun die vorher kontrahierten Muskeln, worauf der Therapeut die Extremität/das Gelenk so weit wie möglich in die eingeschränkte Bewegungsrichtung führt, d h er dehnt. Falls dabei Schmerzen auftreten oder der Patient dieses befürchtet, kann der Therapeut den Patienten auffordern, nach dem Abspannen die Extremität/das Gelenk selbst in die eingeschränkte Bewegungsrichtung zu führen. Wie sich gezeigt hat, können Bewegungsschmerzen bedeutend vermindert werden, wenn der Therapeut gleichzeitig Traktion und/oder leichten Widerstand ausübt, während der Patient die Bewegung aktiv durchführt.

Nach dieser ersten Dehnung ersucht der Therapeut den Patienten, in dieser Stellung dagegenzuhalten und der Therapeut dehnt nochmalig auf dieselbe Weise. Dieses wird so lange wiederholt, bis der gewünschte Bewegungsausschlag erreicht ist oder man wenigstens eine deutliche Verbesserung erreicht hat. In manchen Fällen hat es sich notwendig erwiesen, dieses Dehnen bis zu zwei Minuten lang in der Endlage aufrechtzuerhalten, um eine echte Verbesserung zu erreichen.

Danach soll der Therapeut den Patienten ersuchen, die Antagonisten zu kontrahieren. Diese können nämlich aufgrund der Hemmung inaktiv und geschwächt sein und bedürfen der Stimulans und eventuell des Stärketrainings. Man verlangt von den Muskeln, dass sie den Bewegungsausschlag kontrollieren und das Gelenk in jeder Lage ,,sperren'' können. Ein Stimulieren der Antagonisten sollte also jedem Muskeldehnen nachfolgen.

Soll das Dehnen effektiv sein, muss der Patient in den verkürzten Strukturen ein deutliches Gefühl des Dehnens empfinden, eventuell sogar Schmerz, aber auf eine ,,angenehme'' Weise. Während des Dehnens darf der Patient *nicht an einer anderen Stelle Schmerz empfinden!* Dieses Dehnen kann von Krankengymnasten und/oder Ärzten, eventuell auch von Turnlehrern, Sportinstruktören und Trainern ausgeführt werden. Sie sollten täglich durchgeführt werden, eventuell mehrmals täglich, dann jedoch nicht so kräftig. Dehnt man jeden zweiten Tag, kann man stärker dehnen. Der Patient soll lernen, mehrmals täglich selbst das Dehnen auszuführen.

1.3. ALLGEMEINE HINWEISE ZUR ENTSPANNUNG–DEHNUNG DER WIRBELSÄULE

Bei Behandlung der Wirbelsäule ist es wichtig, dass das oder die Segmente, die behandelt werden sollen, in einer Position eingestellt werden, die den grösstmöglichsten Bewegungsausschlag erlaubt, d.h.:

1. Bei *Ventralflexion* in der BWS und LWS: Rotation und Lateralflexion zur *gleichen* Seite.

2. Bei *Dorsalflexion* in der BWS und LWS: Rotation und Lateralflexion zur *entgegengesetzten* Seite.

3. Bei *Ventralflexion* in der HWS: Rotation und Lateralflexion zur *gleichen* Seite.

4. Bei *Dorsalflexion* in der HWS: Rotation und Lateralflexion zur *gleichen* Seite.

Die kranial und kaudal liegenden Nachbarsegmente sollen so eingestellt werden, dass sie sich so wenig wie möglich bewegen, d.h. entgegengesetzt den oben beschriebenen Positionen.

1.3.1. Spezifische Technik bei Entspannung-Dehnung von Strukturen der Columna vertebralis

Soll man die Strukturen eines oder mehrerer Segmente der Wirbelsäule dehnen, ist es oft notwendig, dass man die Nachbarsegmente in eine Position bringt, wo sie sich nicht zusammen mit dem Segment bewegen, das man beeinflussen will. Dies kann man auf verschiedene Weisen erreichen. Auf einfachste Weise geschieht dies dadurch, dass man die Nachbarsegmente in eine entgegengesetzte Position zu den zu behandelnden Segmenten bringt, z.B.:

a) Falls der Patient verkürzte Muskeln in den oberen Segmenten der HWS hat und man beabsichtigt, die Ventralflexion durch Dehnung zu vergrössern, kann es notwendig sein, dass man während der Dehnung die mittleren und unteren Teile der HWS in Dorsalflexion hält.

b) Findet man die Verkürzung im unteren Teil der HWS und will die Ventralflexion durch Dehnung vergrössern, kann es notwendig sein, dass man die obere und mittlere HWS in Dorsalflexion hält.

c) Begrenzen Muskeln im oberen Teil der HWS die Dorsalflexion, kann es während der Dehnung notwendig sein, die mittlere und untere HWS in Ventralflexion zu halten.

d) Begrenzen Muskeln im unteren Teil der HWS die Dorsalflexion, kann es notwendig sein, die mittlere und obere HWS in Ventralflexion zu halten.

e) Will man im mittleren Teil der HWS die Rotation und Lateralflexion nach rechts vergrössern, kann man die unteren Teile der HWS in Lateralflexion und Rotation nach links halten.

Lernt man auf diese Weise die Wirbelsäule „einzustellen", ist es möglich, die Dehnung so spezifisch zu machen, dass nur ein Segment beeinflusst wird. Dies kann notwendig sein, um zu verhindern, dass Schmerzen in einem irritierten Segment provoziert werden oder um zu vermeiden, dass die Beweglichkeit in einem hypermobilen Nachbarsegment vergrössert wird. Der Anfänger sollte immer mit den unspezifischen Techniken beginnen.

Um ein gutes Resultat und eine gute Zusammenarbeit mit dem Patienten zu erreichen sollte man vom Anfang an bestrebt sein, eine schonende und sichere Untersuchungs- und Behandlungstechnik zu lernen. Es ist notwendig, das Gefühl der Hände und Finger so zu üben, dass man immer Signale vom Patienten wahrnimmt — Signale die von einem geschickten Therapeuten erfasst werden, lange bevor der Patient es verbal ausdrücken kann.

Das Einüben dieses Könnens — zu registrieren was sich unter der Haut des Patienten befindet und was da geschieht — braucht viele Jahre sogar für einen Therapeuten mit guten Anlagen.

1.4.   ERKLÄRUNGEN

Im Folgenden werden die verschiedenen Ausgangslagen zum richtigen Dehnen von verkürzten Strukturen eingehend beschrieben. Die Behandlungsbeispiele werden konsequent an der rechten Seite des Patienten demonstriert. „P" ist die Verkürzung für Patient und „T" für Therapeut. Jegliche Form der Fixation (mit der Hand, einem Gurt, usw.) ist auf den Bildern mit einem Kreuz markiert. Die Kreuze sind so plaziert, dass die Stelle der Fixierung deutlich erkennbar ist. Alle Pfeile bedeuten die Dehnungsrichtungen. Jede Beschreibung ist in Ausgangsstellung, Handfassung und Ausführung unterteilt. Die Ausgangsstellung und Handfassung ist im Detail beschrieben. Bei der Ausführung ist das richtige Tempo wichtig und es soll eine der oben beschriebenen Techniken angewendet werden, damit eine maximale Dehnung, d.h. Ursprung und Ansatz des Muskels werden maximal voneinander entfernt, erreicht wird. Den Beschreibungen folgen immer zwei Bilder. Bild a = Ausgangsstellung; das Bild weist in den meisten Fällen auf die eingeschränkte Beweglichkeit hin (verkürzte Muskeln oder andere Strukturen). Bild b = Endstellung; das Bild zeigt in den meisten Fällen einen normalen Bewegungsausschlag (maximal gedehnte Muskeln und andere Strukturen). Das Dehnen wird durch die Anwendung eines spezialkonstruierten Behandlungstisches erleichtert, dessen verschiedene Möglichkeiten auf den Seiten 123-127 demonstriert werden.

Ein Autofahrer kann den Kopf nicht drehen, um nach hinten-oben zu schauen, wenn er nach dem Sicherheitsgürtel greift. Die Ursache kann eine Behinderung der Dorsalflexion, Rotation nach links und Lateralflexion nach rechts der HWS sein. Laut Inhaltsverzeichnis findet man diese Funktionseinschränkung auf der Seite 24 beschrieben. Auf dieser und den folgenden Seiten wird die Funktion der behinderten Muskeln beschrieben und die geeignete Technik für ihre Entspannung-Dehnung.

Um dieses Buch richtig zu verstehen und den grösstmöglichsten Nutzen zu haben — und somit den Patienten am besten zu helfen — ist es eine **absolute** Notwendigkeit, spezifisch testen zu können, ein gediegenes Wissen in Anatomie, Physiologie, Gelenkmechanik, Muskelfunktion und spezifischer Gelenkmobilisierung zu haben.

Als Ergänzung zu diesem Buch gibt es auch Videokassetten, die durch den Verlag bezogen werden können.

2. Spezifische Techniken bei Entspannung-Dehnung von Strukturen der **COLUMNA VERTEBRALIS**

2.1. **COLUMNA CERVICALIS**, C:0 gegenüber C:I bis C:VII gegenüber Th:I

Allgemeine Hinweise

Bevor man die HWS entweder mit Entspannung-Dehnung oder mit irgendeiner anderen Behandlungsform behandelt, muss man untersuchen, ob de Kleijns Test, Hautands Test oder der Rombergsche Test positiv sind. Reagiert der Patient mit Schwindel, Übelkeit oder ausstrahlenden Schmerzen, kann dies ein Zeichen von Gefäss-spasmus, Gefässanomalie, Fraktur, Ligamentruptur, Hypermobilität, Prolaps usw. sein. Die Dehnungen werden dann unmittelbar abgebrochen und der Patient sollte von einem Facharzt untersucht werden. Dies gilt für die ganze Halswirbelsäule.

Behandelt man die HWS, beeinflusst man vitale Strukturen und Funktionen des Körpers. Deshalb sollte man äusserst vorsichtig und schonend vorgehen. Sollten einige pathologische Zustände vorliegen, die sich bei der Untersuchung nicht zeigten, kann man beim Behandlungsbeginn ein Warnungszeichen erhalten, bevor irgendein Schaden durch die Behandlung geschehen ist. Beginne jede Behandlung mit den unspezifischen Techniken.

2.1.1. Unspezifische Technik bei Entspannung-Dehnung von Muskeln und anderen Strukturen, die *die Ventralflexion* in der HWS behindern. Siehe Muskelschema Seite 115.

Sowohl die meisten Muskeln und anderen Strukturen der Dorsalseite der HWS als auch Bewegungsstarre der Columna selbst kann die Bewegung behindern.

2.1.1.1. Unspezifische Entspannung-Dehnung um die Ventralflexion zwischen C:0 und C:I bis zwischen C:VII und Th:I zu vergrössern. P in Rückenlage.

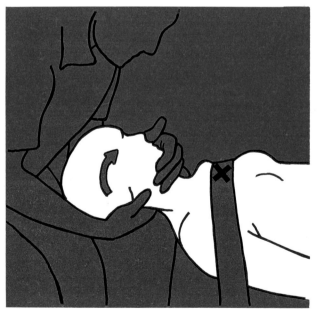 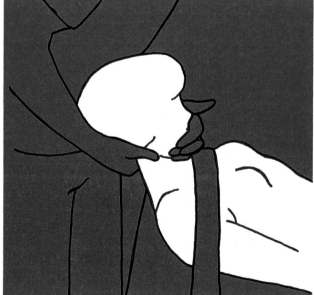

Fig 1 a. Ausgangsstellung.   Fig 1 b. Endstellung.

Ausgangsstellung: P in Rückenlage mit Kopf und Halsrücken ausserhalb des Tisches. Schultern und Thorax sind mit einem Gurt fixiert. T steht dem Kopf des P zugewandt.

Handfassung: T fasst mit der rechten Hand unter das Occiput des P. Rechtes Handgelenk-Unterarm stützt den Kopf des P. Die linke Hand fasst um das Kinn des P.

Ausführung: Mit dieser Handfassung langsam stufenweise maximale Ventralflexion der HWS *bei gleichzeitiger Traktion.*

2.1.2. Unspezifische Technik bei Entspannung-Dehnung von Muskeln und anderen Strukturen, die *die Ventralflexion, Rotation* und *Lateralflexion* zur *gleichen Seite* der HWS behindern.

Sowohl die meisten Muskeln und anderen Strukturen der HWS als auch eine Bewegungsstarre der Columna selbst kann die Bewegung behindern. Siehe Muskelschema Seite 115.

Man kann die HWS als Ganzes behandeln oder segmentell. Die Lateralflexion ist mit der Rotation gekoppelt. Normal kann man nicht lateralflektieren ohne zu rotieren und man kann nicht rotieren ohne lateralzuflektieren. Dies gilt generell für die ganze Columna. Der Atlas kann doch etwas rotieren im Verhältnis zur Axis, ohne dass eine Lateralflexion in diesem Segment geschieht. Um volle Lateralflexion zu erhalten, ist die Rotation eine unbedingte Notwendigkeit. Will man durch Dehnung gleichzeitig die Rotation und Lateralflexion behandeln, muss man zuerst die Rotation und danach die Lateralflexion vergrössern. Mit einer Lateralflexion kann man die Rotation der Wirbelkörper provozieren, man erhält jedoch gleichzeitig eine Kompression und damit ein grösseres Risiko für Schäden.

2.1.2.1. Unspezifische Entspannung-Dehnung um die Ventralflexion, Rotation nach rechts und Lateralflexion nach rechts zwischen C:0 und Th:I zu vergrössern. P sitzt.

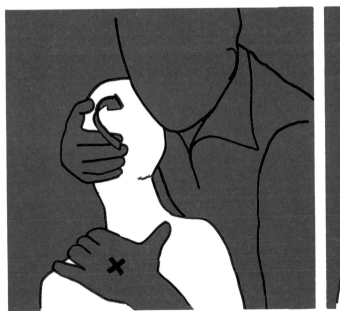 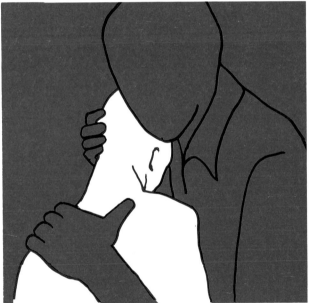

Fig 2 a. Ausgangsstellung.   Fig 2 b. Endstellung.

Ausgangsstellung: P sitzt und lehnt die rechte Seite des Kopfes gegen Brust-Schulter des T. T steht der rechten Seite des P zugewandt.

Handfassung: Die rechte Hand des T fasst um das Occiput auf der linken Seite und fixiert das Occiput zwischen Brust und Hand. Die linke Hand fasst um die linke Schulter des P, sodass die Schultern fixiert werden zwischen der linken Hand-Unterarm und Brust-Bauch des T.

Ausführung: Mit dieser Handfassung langsam stufenweise maximale Ventralflexion, Rotation nach rechts und Lateralflexion nach rechts von C:0 bis Th:I *bei gleichzeitiger Traktion.*

2.1.2.2. Unspezifische Entspannung-Dehnung um die Ventralflexion, Rotation nach rechts und Lateralflexion nach rechts von C:0 bis Th:I zu vergrössern, P in Rückenlage.

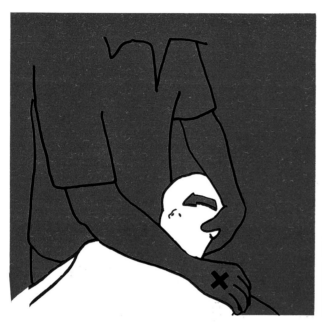 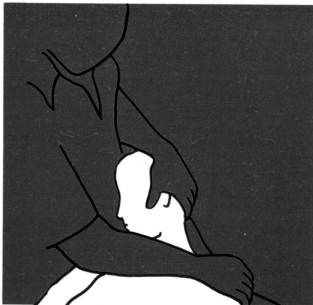

Fig 3 a. Ausgangsstellung.   Fig 3 b. Endstellung.

Ausgangsstellung: P in Rückenlage, Schultern an der Tischkante, HWS in Ventralflexion. Die rechte Seite des Kopfes des P lehnt gegen Bauch-Brust des T. T steht dem Kopf des P zugewandt schräg von rechts.

Handfassung: T fasst mit der linken Hand um das Occiput auf der linken Seite und fixiert Occiput zwischen Hand und Brust-Bauch. Die rechte Hand fixiert die linke Schulter des P.

Ausführung: Mit dieser Handfassung langsam stufenweise maximale Ventralflexion, Rotation nach rechts und Lateralflexion nach rechts *bei gleichzeitiger Traktion*.

2.1.2.3. Unspezifische Entspannung-Dehnung um die Ventralflexion, Rotation nach rechts und Lateralflexion nach rechts von C:0 bis Th:I zu vergrössern, P in Rückenlage. Alternative Handfassung.

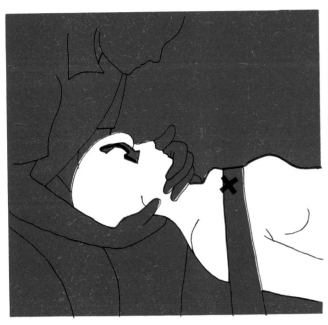

Fig 4 a. Ausgangsstellung.

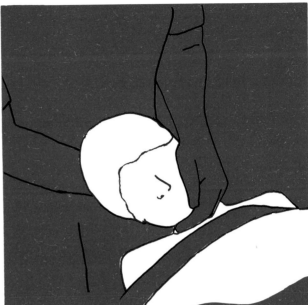

Fig 4 b. Endstellung.

Ausgangsstellung: P in Rückenlage mit Kopf und Halsrücken ausserhalb des Tisches. Die Schultern und Thorax sind mit einem Gurt fixiert. T steht dem Kopf des P zugewandt.

Handfassung: T fasst mit der rechten Hand unter das Occiput des P. Das rechte Handgelenk-Unterarm stützt den Kopf des P. Die linke Hand fasst um das Kinn des P.

Ausführung: Mit dieser Handfassung langsam stufenweise maximale Ventralflexion, Rotation nach rechts und Lateralflexion nach rechts *bei gleichzeitiger Traktion.*

Anmerkung: Diese Ausgangsstellung und Handfassung kann für alle unspezifischen Dehnungen der HWS angewandt werden.

2.1.3. Unspezifische Technik bei Entspannung-Dehnung von Muskeln und anderen Strukturen, die *die Ventralflexion, Rotation* zur *gleichen Seite* und *Lateralflexion* zur *entgegengesetzten Seite* der HWS behindern.

Sowohl die meisten Muskeln und anderen Strukturen der HWS als auch Bewegungsstarre in der HWS selbst kann die Bewegung behindern. Siehe Muskelschema: Seite 115.

2.1.3.1. Unspezifische Entspannung-Dehnung um die Ventralflexion, Rotation nach rechts und Lateralflexion nach links zwischen C:0 und Th:I zu vergrössern; P in Rückenlage.

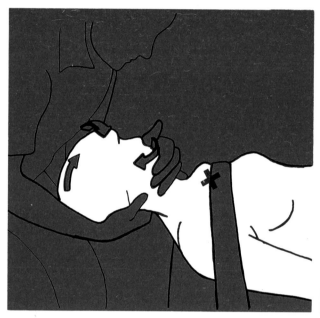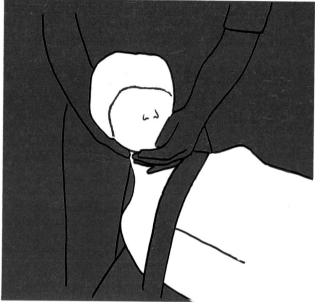

Fig 5 a. Ausgangsstellung.   Fig 5 b. Endstellung.

Ausgangsstellung: P in Rückenlage mit Kopf und Halsrücken ausserhalb des Tisches. Schultern und Thorax sind mit einem Gurt fixiert. T steht dem Kopf des P zugewandt.

Handfassung: T fasst mit der rechten Hand unter das Occiput des P. Das rechte Handgelenk-Unterarm stützt den Kopf des P. Die linke Hand fasst um das Kinn.

Ausführung: Mit dieser Handfassung langsam stufenweise maximale Ventralflexion, Rotation nach rechts und Lateralflexion nach links *bei gleichzeitiger Traktion.*

2.1.4. Spezifische Technik bei Entspannung-Dehnung von Muskeln und anderen Strukturen, die *die Ventralflexion* des Occiput gegenüber dem Atlas behindern.

Folgende Muskeln können in Betracht kommen:

a. Mm rectus capitis dorsalis minor und major

Funktion:
Minor: Bei *beiderseitiger* Kontraktion Dorsalflexion des Occiput. Bei *einseitiger* Kontraktion Dorsalflexion, Lateralflexion und Rotation des Occiput zur gleichen Seite (eventuell zur entgegengesetzten Seite).

Major: Gleiche Funktion, jedoch auch Dorsalflexion des Atlas und Lateralflexion und Rotation des Occiput und Atlas zur gleichen Seite.

b. M obliquus capitis superior

Funktion: Dorsalflexion zwischen Occiput und Atlas, Lateralflexion des Occiput zur gleichen Seite und Rotation des Occiput zur entgegengesetzten Seite.

c. M splenius capitis

Funktion: Dorsalflexion und Rotation des Occiput zur gleichen Seite.

d. M semispinalis capitis

Funktion: Dorsalflexion und Rotation des Occiput etwas zur entgegengesetzten Seite.

e. M trapezius, pars descendens

Funktion: Bei fixiertem Kopf und Halsrücken Hebung der Schulter. Bei fixierter Schulter Lateralflexion des Kopfes und Halsrückens, gleichzeitige Rotation zur entgegengesetzten Seite. Bei beiderseitiger Funktion Dorsalflexion des Kopfes.

2.1.4.1. Spezifische Entspannung-Dehnung um die Ventralflexion des Occiput gegenüber dem Atlas zu vergrössern; P sitzt.

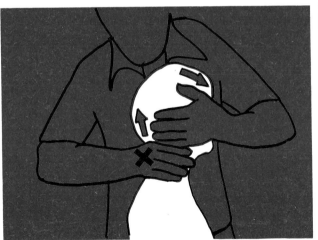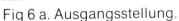

Fig 6 a. Ausgangsstellung.

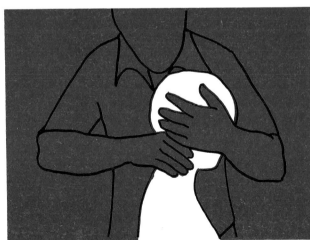

Fig 6 b. Endstellung.

Ausgangsstellung: P sitzt. T steht der linken Seite des P zugewandt.

Handfassung: T hält den Kopf des P fest zwischen Brust und linker Hand. Das Ohr des P soll Platz in der Hand des T finden und darf nicht geklemmt werden. Beachte das Kiefergelenk. Mit der rechten Hand fasst T um den hinteren Bogen des Atlas mit der Radialseite des Zeigefingers und der Innenseite des Daumens.

Ausführung: Mit dieser Handfassung ventralflektiert T das Occiput gegenüber dem Atlas so weit es geht durch Festhalten des Kopfes des P, indem er sich selbst nach links beugt. T gibt gleichzeitig eine Traktion in kranialer Richtung. Mit der Innenseite des rechten Zeigefingers und Daumens wird der Atlas langsam stufenweise maximal in ventraler Richtung geschoben.

2.1.4.2.   Spezifische Entspannung-Dehnung um die Ventralflexion des Occiput gegenüber dem Atlas zu vergrössern; P sitzt; alternative Handfassung.

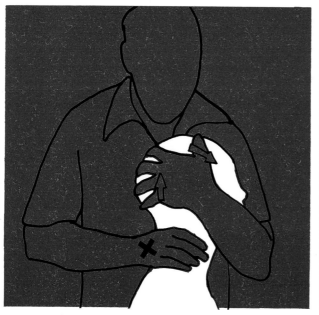 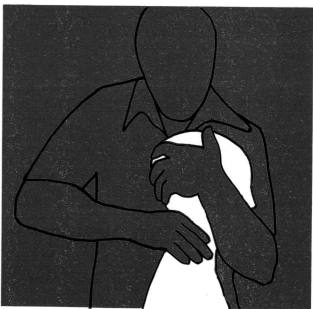

Fig 7 a. Ausgangsstellung.   Fig 7 b. Endstellung.

Ausgangsstellung: P sitzt. T steht der linken Seite des P zugewandt.

Handfassung: T hält den Kopf des P fest zwischen Brust und linker Hand. Das Kinn ruht im Ellbogen. Das Ohr des P soll Platz in der Hand des T finden und darf nicht geklemmt werden. Beachte das Kiefergelenk. Mit der rechten Hand fasst T um den hinteren Bogen des Atlas mit der Radialseite des Zeigefingers und der Innenseite des Daumens.

Ausführung: Mit dieser Handfassung ventralflektiert T das Occiput gegenüber dem Atlas soweit es geht durch Festhalten des Kopfes des P, indem er sich selbst nach links beugt. T gibt gleichzeitig Traktion in kranialer Richtung. Mit der Innenseite des rechten Zeigefingers und Daumens wird der Atlas langsam stufenweise maximal in ventraler Richtung geschoben.

2.1.4.3.   Spezifische Entspannung-Dehnung um die Ventralflexion des Occiput gegenüber dem Atlas zu vergrössern; P in Rückenlage.

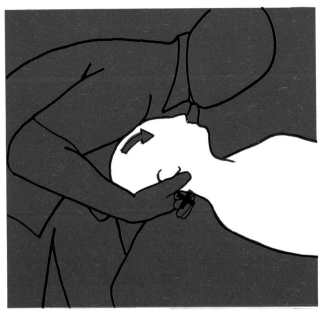 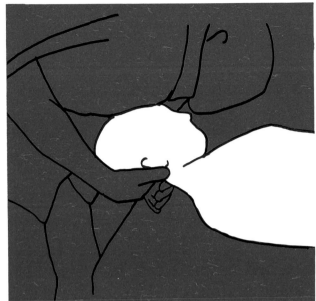

Fig 8 a. Ausgangsstellung.   Fig 8 b. Endstellung.

Ausgangsstellung: P in Rückenlage mit dem Atlas an der Kante des Tisches. T steht dem Kopf des P zugewandt.

Handfassung: T hält den Kopf des P fest zwischen der rechten Hand und Schulter. Presse die Schulter nicht gegen die Nase oder die Augen des P. Bei Schmerzhaftigkeit kann T ein kleines Kissen zwischen Schulter und Stirn legen. Die linke Hand des T steht *gekantet* gegenüber dem Tisch unter dem Kopf des P. Der hintere Bogen des Atlas liegt auf der Radialseite des Zeigefingers und des zweiten MCP-Gelenkes.

Ausführung: Mit dieser Handfassung gibt der T eine Traktion in kranialer Richtung mit der rechten Hand, die unter das Occiput fasst. Gleichzeitig presst der T die rechte Schulter gegen die Stirn des P. Dadurch wird eine Ventralflexion erreicht (Dorsalgleitung der Occiput-Kondylen auf dem Atlas).

2.1.5. Spezifische Technik bei Entspannung-Dehnung von Muskeln und anderen Strukturen, die *die Ventralflexion* des Atlas gegenüber dem Axis behindern.

Folgende Muskeln können in Betracht kommen:

a. M obliquus capitis inferior   **Funktion:** Dorsalflexion des Atlas gegenüber dem Axis und Rotation des Atlas zur gleichen Seite.

b. M rectus capitis dorsalis major   Siehe Seite 11.

c. M splenius capitis   Siehe Seite 11.

d. M semispinalis capitis   Siehe Seite 11.

e. M trapezius, pars descendens   Siehe Seite 11.

2.1.5.1. Spezifische Entspannung-Dehnung um die Ventralflexion des Atlas gegenüber dem Axis zu vergrössern; P sitzt.

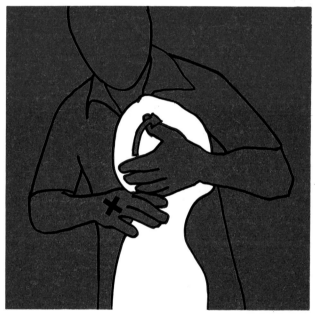 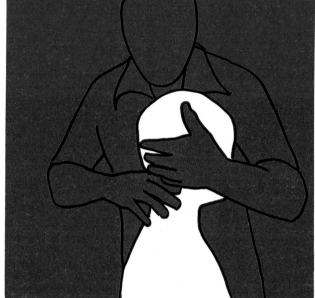

Fig 9 a. Ausgangsstellung.   Fig 9 b. Endstellung.

Ausgangsstellung: P sitzt. T steht der linken Seite des P zugewandt.

Handfassung: T hält den Kopf des P fest zwischen Brust und linker Hand, die gleichzeitig um den hinteren Bogen des Atlas fasst. Das Ohr des P darf nicht geklemmt werden. Die rechte Hand von der Dorsalseite um den Axis. Processus spinosus zwischen dem Daumen und Metacarpale II.

Ausführung: Bei Ausführung dieser Dehnung darf T das Ligamentum transversum atlantis nicht belasten, das pathologisch verändert sein kann, d.h. die Dehnung ist so auszuführen, dass T den vorderen Bogen des Atlas gegen den Dens drückt. Die linke Hand des T, die um das Occiput und Atlas fasst, gibt Traktion und Ventralflexion zwischen Atlas und Axis. Gleichzeitig werden Occiput und Atlas in dorsaler Richtung geführt, um den vorderen Atlasbogen gegen den Dens zu halten. Die rechte Hand des T hält den Axis, d.h. drückt den Axis in ventral-kaudaler Richtung.

Anmerkung: T kann auch die alternative Handfassung wie in Fig. 7, Seite 12, anwenden.

2.1.5.2. Spezifische Entspannung-Dehnung um die Ventralflexion des Atlas gegenüber dem Axis zu vergrössern; P in Rückenlage.

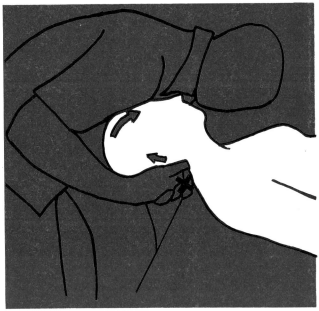 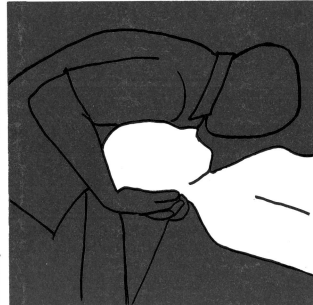

Fig 10 a. Ausgangsstellung.   Fig 10 b. Endstellung.

Ausgangsstellung: P in Rückenlage mit dem Axis auf Höhe der Tischkante. T steht dem Kopf des P zugewandt.

Handfassung: T hält den Kopf und Atlas des P fest zwischen der rechten Hand und Schulter. Presse die Schulter nicht gegen die Nase oder die Augen des P. Bei Schmerzhaftigkeit kann T ein kleines Kissen zwischen Schulter und Stirn legen. Die linke Hand stützt Processus spinosus des Axis mit der Radialseite des zweiten MCP-Gelenkes oder hält ihn zwischen Daumen und Zeigefinger.

Ausführung: Mit dieser Handfassung gibt T mit der rechten Hand und Schulter eine Traktion in kranialer Richtung und ventralflektiert den Atlas gegenüber dem Axis. Gleichzeitig werden Occiput und Atlas in dorsaler Richtung gepresst, um den vorderen Atlasbogen dem Dens zu nähern. Die linke Hand hält gegen den Axis.

2.1.6. Spezifische Technik bei Entspannung-Dehnung von Muskeln und anderen Strukturen, die *die Ventralflexion* von C:II gegenüber C:III bis zwischen C:VII gegenüber Th:I behindern.

Hier wird nur die Behandlung von C:II gegenüber C:III beschrieben, jedoch ist sie dieselbe für alle übrigen Segmente der HWS. Auf den Bildern sind die Bewegungen übertrieben, um die Ausführung zu verdeutlichen.

Folgende Muskeln können in Betracht kommen:

a. Mm interspinales   **Funktion:** Dorsalflexion der HWS.

b. Mm intertransversarii   **Funktion:** Bei *einseitiger* Aktion Lateralflexion und Rotation der HWS zur gleichen Seite. Bei *beiderseitiger* Aktion Dorsalflexion der HWS.

c. Mm rotatores cervicis   **Funktion:** Bei *einseitiger* Aktion Lateralflexion der HWS zur gleichen Seite und Rotation zur entgegengesetzten Seite. Bei *beiderseitiger* Aktion Dorsalflexion der HWS.

d. Die meisten Muskeln und anderen Strukturen der Dorsalseite der HWS. Auch Bewegungsstarre in der HWS selbst kann hindern. Siehe Muskelschema Seite 115.

2.1.6.1. Spezifische Entspannung-Dehnung um die Ventralflexion zwischen C:II gegenüber C:III zu vergrössern; P sitzt.

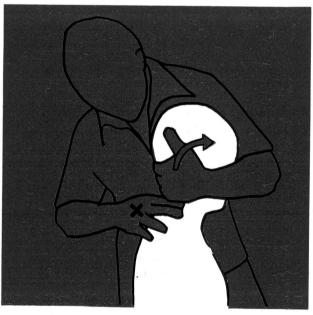 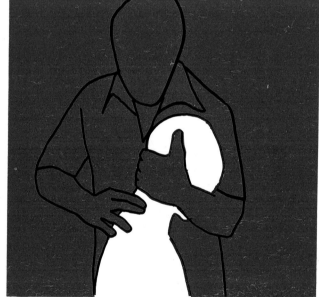

Fig 11 a. Ausgangsstellung.   Fig 11 b. Endstellung.

Ausgangsstellung: P sitzt. T steht der linken Seite des P zugewandt.

Handfassung: T hält den Kopf des P fest zwischen Brust und linker Hand. Die Ulnarkante der linken Hand und der Kleinfinger fassen um Processus spinosus, Processus articulares und Processus transversi des kranial liegenden Wirbels in dem Segment, das behandelt werden soll (hier C:II). Die rechte Hand fasst mit Zeigefinger und Daumen um Processus spinosus, Processus articulares und Processus transversi des kaudal liegenden Wirbels in dem Segment, das behandelt werden soll (hier C:III).

Ausführung: Mit dieser Handfassung und bei leichter Traktion langsam stufenweise maximale Ventralflexion des Segmentes C:II gegenüber C:III dadurch, dass Processus spinosus und Processus articulares des C:II schräg kranial und ventral gezogen werden gegenüber C:III parallel mit den Facetten-Gelenkflächen. C:III wird dadurch „fixiert", dass die rechte Hand in ventral-kaudaler Richtung drückt.

2.1.6.2.   Spezifische Entspannung-Dehnung um die Ventralflexion zwischen C:II gegenüber C:III zu vergrössern; P in Rückenlage.

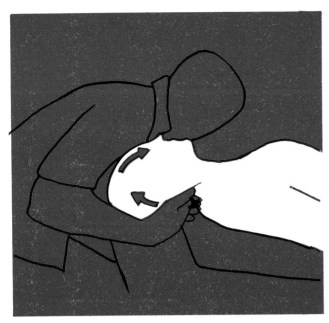 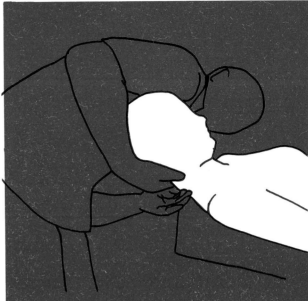

Fig 12 a. Ausgangsstellung.   Fig 12 b. Endstellung.

Ausgangsstellung: P in Rückenlage mit dem kaudal liegenden Wirbel im Segment, das behandelt werden soll auf Höhe der Tischkante (hier C:III). T steht dem Kopf des P vom Tischende her zugewandt.

Handfassung: T hält den Kopf des P zwischen der rechten Hand-Unterarm und der Schulter. Der Daumen und die Radialseite des Zeigefingers halten um Processus spinosus und Processus articulares des kranial gelegenen Wirbels in dem Segment, das behandelt werden soll (hier C:II). Die linke Hand hält mit Daumen und Zeigefinger um Processus spinosus und Processus articulares des kaudal gelegenen Wirbels in dem Segment, das behandelt werden soll (hier C:III).

Ausführung: Mit dieser Handfassung und bei leichter Traktion langsam stufenweise maximale Ventralflexion des Segmentes C:II gegenüber C:III dadurch, dass Processus spinosus und Processus articulares von C:II schräg kranial und ventral gegenüber C:III gezogen wird parallel mit den Facettengelenkflächen. C:III wird dadurch „fixiert", dass die ~~rechte~~ *linke* Hand in ventral-kaudaler Richtung drückt.

2.1.7. Spezifische Technik bei Entspannung-Dehnung von Muskeln und anderen Strukturen, die *die Ventralflexion, Rotation* und *Lateralflexion* zur *gleichen Seite* von C:II gegenüber C:III bis C:VII gegenüber Th:I behindern.

Hier wird nur die Behandlung von C:II gegenüber C:III beschrieben, jedoch ist sie dieselbe für alle übrigen Segmente der HWS. Auf den Bildern sind die Bewegungen übertrieben um die Ausführung zu verdeutlichen.

Sowohl die meisten Muskeln und anderen Strukturen der Columna cervicalis als auch eine Bewegungsstarre der Columna selbst kann die Bewegung behindern. Siehe Muskelschema Seite 115.

Man kann die HWS als Ganzes behandeln oder segmentell. Die Lateralflexion ist mit der Rotation gekoppelt. Normal kann man nicht lateralflektieren ohne zu rotieren und man kann nicht rotieren ohne lateralzuflektieren. Dies gilt generell für die ganze Columna. Atlas kann doch etwas rotieren im Verhältnis zu Axis, ohne dass eine Lateralflexion in diesem Segment geschieht. Um volle Lateralflexion zu erhalten ist die Rotation eine unbedingte Notwendigkeit. Will man durch Dehnung gleichzeitig die Rotation und Lateralflexion behandeln, muss man zuerst die Rotation vergrössern und danach die Lateralflexion. Mit einer Lateralflexion kann man die Rotation der Wirbelkörper provozieren, man erhält jedoch gleichzeitig eine Kompression und damit ein grösseres Risiko für Schäden.

2.1.7.1. Spezifische Entspannung-Dehnung um die Ventralflexion, Rotation nach rechts und Lateralflexion nach rechts von C:II gegenüber C:III zu vergrössern; P sitzt (T „arbeitet" hier auf der linken Seite der HWS).

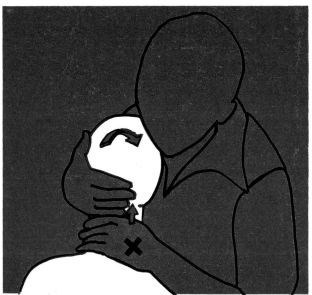 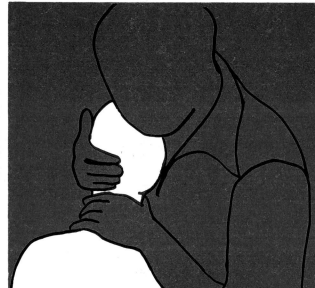

Fig 13 a. Ausgangsstellung. Fig 13 b. Endstellung.

Ausgangsstellung: P sitzt mit der rechten Seite des Kopfes an die Brust des T gelehnt. T steht der rechten Seite des P zugewandt.

Handfassung: T fasst mit der rechten Hand um das Occiput, Atlas und Axis, sodass die ulnare Kleinfingerkante parallell mit den Bogengelenken C:II und C:III und dem Processus spinosus der linken Seite liegt. Die linke Hand hält von hinten um den Nacken mit der Radialseite des Zeigefingers gegen den Processus spinosus und Processus articularis von C:III auf der linken Seite (die abgewandt vom T ist). Der linke Daumen des T darf den Processus articularis von C:II auf der rechten Seite nicht hindern, nach hinten-unten auf der rechten Seite von C:III zu gleiten.

Ausführung: Mit dieser Handfassung und bei leichter Traktion führt T mit der rechten Hand und Brust C:II gegenüber C:III in Ventralflexion, Rotation nach rechts und Lateralflexion nach rechts. Dabei gleitet der Processus articularis von C:II auf der linken Seite kranial und ventral auf den Processus articularis superior von C:III auf der linken Seite. Der Processus articularis von C:II der rechten Seite gleitet dorsal und kaudal auf den Processus articularis superior von C:III der rechten Seite. T „arbeitet" hier auf der Seite, wo die Gelenkfacetten auf einander gleiten wie in der Ventralflexion (auf der linken Seite in Rotation nach rechts).

Anmerkung: Diese Technik kann in jedem Segment der Columna angewendet werden, wenn es gilt, die Ventralflexion zusammen mit der Rotation und Lateralflexion zur gleichen Seite zu vergrössern.

2.1.7.2. Spezifische Entspannung-Dehnung um die Ventralflexion, Rotation nach rechts und Lateralflexion nach rechts von C:II gegenüber C:III zu vergrössern; P in Rückenlage. (T „arbeitet" auf der rechten Seite der HWS.)

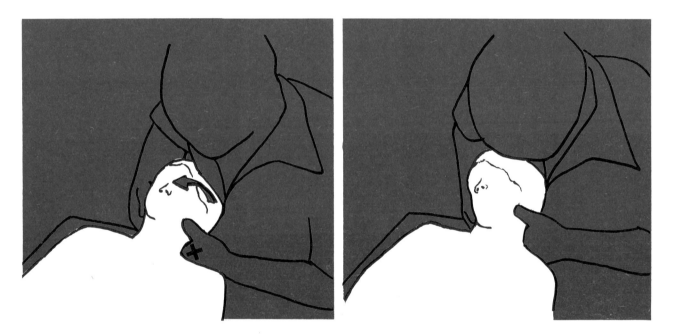

Fig 14 a. Ausgangsstellung.   Fig 14 b. Endstellung.

Ausgangsstellung: P in Rückenlage, der Kopf und C:II ausserhalb des Behandlungstisches. T steht dem Kopfende zugewandt.

Handfassung: T fasst mit der rechten Hand um das Occiput, Atlas und Axis, sodass die Radialseite des rechten Zeigefingers gegen den Processus articularis und Processus spinosus der rechten Seite des C:II liegt. Die linke Hand fasst so, dass die Radialseite des Zeigefingers und das MCP-Gelenk gegen den Processus spinosus und die Lamina auf der linken Seite des C:III anliegt.

Ausführung: Mit dieser Handfassung wird C:II gegenüber C:III langsam stufenweise in maximaler Ventralflexion zusammen mit maximaler Rotation und Lateralflexion nach rechts geführt.

Anmerkung: Die Lateralflexion wird vergrössert als Resultat davon, dass die Rotation vergrössert wird. T „arbeitet" hier auf der Seite, wo die Gelenkfacetten wie in Dorsalflexion aufeinander gleiten (d.h. bei C:II auf der rechten Seite in Rotation und Lateralflexion nach rechts).

2.1.7.3. Spezifische Entspannung-Dehnung um die Ventralflexion sowie die Rotation und Lateralflexion nach rechts von C:II gegenüber C:III zu vergrössern; P in Rückenlage. (T „arbeitet" hier auf der linken Seite der HWS.)

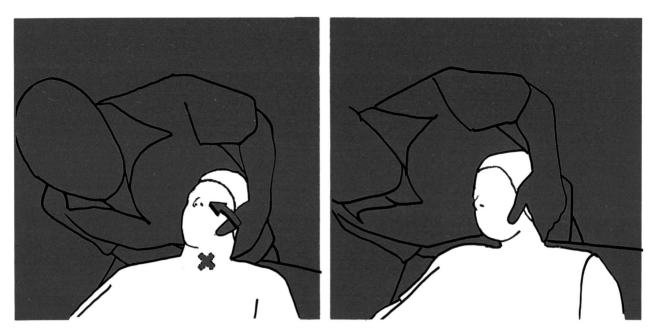

Fig 15 a. Ausgangsstellung.   Fig 15 b. Endstellung.

Ausgangsstellung: P in Rückenlage, der Kopf und C:II ausserhalb des Behandlungstisches. T steht dem Kopfende zugewandt.

Handfassung: T fasst mit der linken Hand um das Occiput, Atlas und Axis, sodass die Radialseite des linken Zeigefingers gegen den Processus articularis und Processus spinosus der linken Seite des C:II anliegt. Die rechte Hand fasst so, dass die Radialseite des Zeigefingers und das MCP-Gelenk gegen den Processus spinosus und die Lamina von C:III auf der linken Seite anliegt.

Ausführung: Mit dieser Handfassung wird C:II gegenüber C:III langsam stufenweise in maximaler Ventralflexion und maximaler Rotation und Lateralflexion nach rechts geführt.

Anmerkung: T „arbeitet" hier auf der Seite, wo die Gelenkfacetten wie in *Ventralflexion* aufeinander gleiten (d.h. bei C:II auf der *linken* Seite in Rotation nach rechts und Lateralflexion nach rechts).

2.1.8. Unspezifische Technik bei Entspannung-Dehnung von Muskeln und anderen Strukturen, die *die Dorsalflexion* der HWS behindern.

Sowohl die meisten Muskeln und anderen Strukturen auf der Vorderseite des Halses als auch Bewegungsstarre der Columna selbst kann als Bewegungshindernis vermutet werden. Siehe Muskelschema Seite 115.

2.1.8.1. Unspezifische Entspannung-Dehnung um die Dorsalflexion von C:0 gegenüber C:I bis C:VII gegenüber Th:I zu vergrössern; P in Rückenlage.

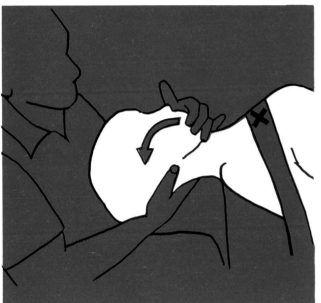 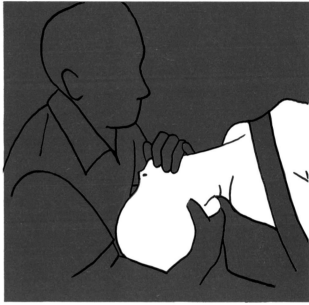

Fig 16 a. Ausgangsstellung. Fig 16 b. Endstellung.

Ausgangsstellung: P in Rückenlage, Kopf und Halsrücken ausserhalb des Behandlungstisches. Schultern und Thorax sind mit einem Gurt fixiert. T steht dem Kopf des P zugewandt.

Handfassung: T fasst mit der rechten Hand unter das Occiput des P. Das rechte Handgelenk-Unterarm stützt den Kopf des P. Die linke Hand fasst um das Kinn des P.

Ausführung: Mit dieser Handfassung langsam stufenweise maximale Dorsalflexion in der HWS *bei gleichzeitiger Traktion.*

2.1.9. Unspezifische Technik bei Entspannung-Dehnung von Muskeln und anderen Strukturen, die *die Dorsalflexion, Rotation* und *Lateralflexion* zur *gleichen Seite* der HWS behindern.

Sowohl die meisten Muskeln und anderen Strukturen der HWS als auch Bewegungsstarre der Columna selbst kann als Bewegungshindernis vermutet werden. Siehe Muskelschema Seite 115.

2.1.9.1. Unspezifische Entspannung-Dehnung um die Dorsalflexion sowie die Rotation und Lateralflexion nach rechts zwischen C:0 gegenüber C:I bis zwischen C:VII gegenüber Th:I zu vergrössern; P sitzt.

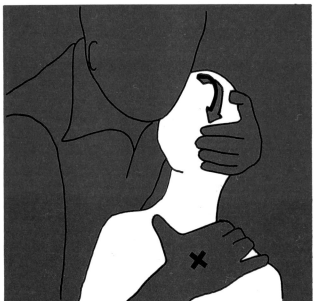 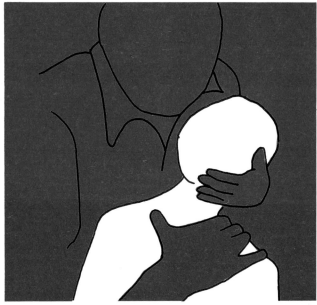

Fig 17 a. Ausgangsstellung. Fig 17 b. Endstellung.

Ausgangsstellung: P sitzt und lehnt die linke Seite des Kopfes gegen die Brust-Schulter des T. T steht der linken Seite des P zugewandt.

Handfassung: Die linke Hand des T fasst um das Occiput auf der rechten Seite und fixiert Occiput zwischen Brust und Hand. Die rechte Hand fasst um die rechte Schulter des P, sodass die Schultern zwischen der rechten Hand-Unterarm und Bauch-Brust des T fixiert werden.

Ausführung: Mit dieser Handfassung langsam stufenweise maximale Dorsalflexion mit Rotation und Lateralflexion nach rechts von C:0 gegenüber C:I bis C:VII gegenüber Th:I *bei gleichzeitiger Traktion.*

2.1.9.2. Unspezifische Entspannung-Dehnung um die Dorsalflexion, Rotation und Lateralflexion nach rechts zwischen C:0 gegenüber C:I bis zwischen C:VII gegenüber Th:I
zu vergrössern; P in Rückenlage.

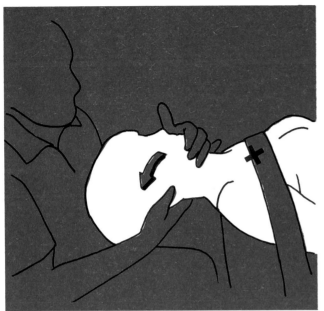 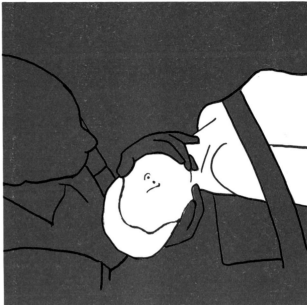

Fig 18 a. Ausgangsstellung.　　　　　　　　Fig 18 b. Endstellung.

Ausgangsstellung: P in Rückenlage, Kopf und Halsrücken ausserhalb des Behandlungstisches. Schultern und Thorax sind mit einem Gurt fixiert. T steht dem Kopf des P zugewandt.

Handfassung: T fasst mit der rechten Hand unter das Occiput des P. Das rechte Handgelenk-
Unterarm stützt den Kopf des P. Die linke Hand fasst um das Kinn des P.

Ausführung: Mit dieser Handfassung langsam stufenweise maximale Dorsalflexion sowie Rotation und Lateralflexion nach rechts in der HWS *bei gleichzeitiger Traktion.*

Anmerkung: Unterbrich die Behandlung, falls P Schwindel oder andere Beschwerden bekommt und benachrichtige den entsprechenden Facharzt! Teste immer nach de Kleijn vor der
Behandlung!

2.1.10. Unspezifische Technik bei Entspannung-Dehnung von Muskeln und anderen Strukturen, die *die Dorsalflexion, Rotation* zur *gleichen Seite* und *Lateralflexion* zur *entgegengesetzten Seite* der HWS behindern.

Sowie die meisten Muskeln und anderen Strukturen der HWS als auch Bewegungsstarre der Columna selbst kann als Bewegungshindernis vermutet werden. Siehe Muskelschema Seite 115.

2.1.10.1. Unspezifische Entspannung-Dehnung um die Dorsalflexion, Rotation nach rechts und Lateralflexion nach links zwischen C:0 gegenüber C:I bis zwischen C:VII gegenüber Th:I zu vergrössern; P sitzt.

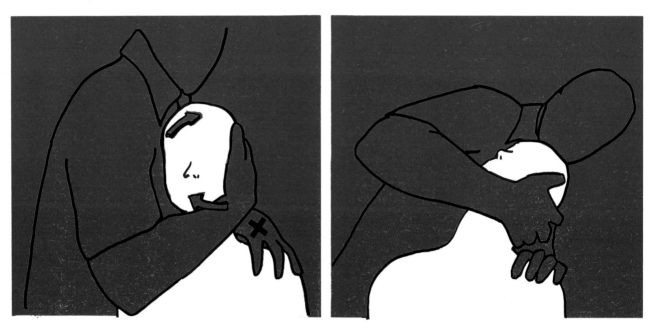

Fig 19 a. Ausgangsstellung.   Fig 19 b. Endstellung.

Ausgangsstellung: P sitzt mit der rechten Seite des Kopfes gegen die Brust des T gelehnt. T steht der rechten Seite des P zugewandt.

Handfassung: T fasst mit der rechten Hand um das Occiput des P auf der linken Seite. Der Kopf des P wird zwischen der rechten Hand und Brust des T fixiert. Die linke Hand des T fixiert die linke Schulter.

Ausführung: Mit dieser Handfassung langsam stufenweise maximale Dorsalflexion, Rotation nach rechts und Lateralflexion nach links in der HWS *bei gleichzeitiger Traktion*.

2.1.10.2. Unspezifische Entspannung-Dhenung um die Dorsalflexion, Rotation nach rechts und Lateralflexion nach links von C:0 gegenüber C:I bis C:VII gegenüber Th:I zu vergrössern; P in Rückenlage.

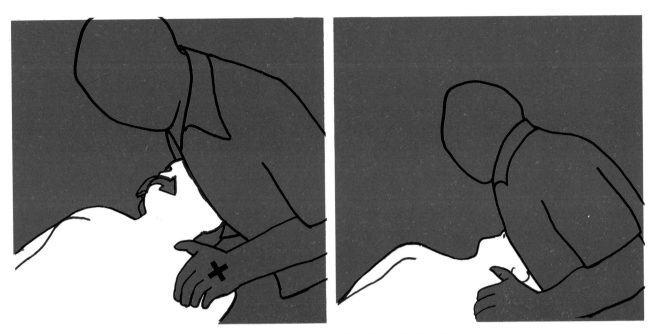

Fig 20 a. Ausgangsstellung.   Fig 20 b. Endstellung.

Ausgangsstellung: P in Rückenlage mit den Schultern gegen die Tischkante. T steht dem Kopf des P schräg von links zugewandt.

Handfassung: Die rechte Hand des T fasst um das Occiput des P auf der rechten Seite und hält den Kopf zwischen Brust und rechter Hand fixiert. Die linke Hand des T fixiert die linke Schulter des P.

Ausführung: Mit dieser Handfassung langsam stufenweise maximale Dorsalflexion, Rotation nach rechts und Lateralfexion nach links in der HWS *bei gleichzeitiger Traktion.*

Anmerkung: Unterbrich die Behandlung, falls P Schwindel oder andere Beschwerden bekommt und benachrichtige den entsprechenden Facharzt! Teste immer nach de Kleijn vor der Behandlung!

2.1.10.3. Unspezifische Entspannung-Dehnung um die Dorsalflexion, Rotation nach rechts und Lateralflexion nach links von C:0 gegenüber C:I bis C:VII gegenüber Th:I zu vergrössern. Alternative Fassung: P in Rückenlage.

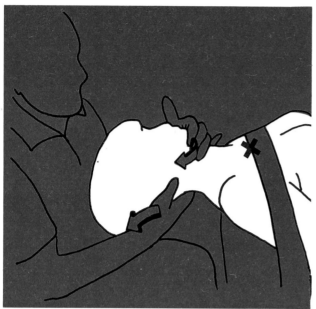 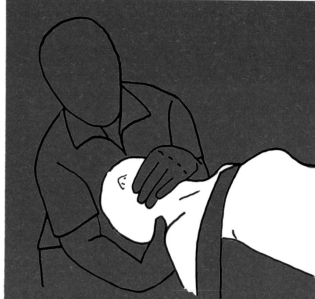

Fig 21 a. Ausgangsstellung.   Fig 21 b. Endstellung.

Ausgangsstellung: P in Rückenlage mit Kopf und Halsrücken ausserhalb des Behandlungstisches. Schultern und Thorax sind mit einem Gurt fixiert. T steht dem Kopf des P zugewandt.

Handfassung: T fasst mit der rechten Hand unter das Occiput des P. Das rechte Handgelenk-Unterarm stützt den Kopf des P. Die linke Hand fasst um das Kinn des P.

Ausführung: Mit dieser Handfassung langsam stufenweise maximale Dorsalflexion, Rotation nach rechts und Lateralflexion nach links in der HWS *bei gleichzeitiger Traktion.*

Anmerkung: Unterbrich die Behandlung, falls P Schwindel oder andere Beschwerden bekommt und benachrichtige den entsprechenden Facharzt! Teste immer nach de Kleijn vor der Behandlung!

2.1.11. Spezifische Technik bei Entspannung-Dehnung von Muskeln und anderen Strukturen, die *die Dorsalflexion* des Occiput gegenüber dem Atlas behindern.

Folgende Muskeln können in Betracht kommen:

a. M rectus capitis anterior

Funktion: Ventralflektiert das Occiput gegenüber dem Atlas und lateralflektiert das Occiput zur gleichen Seite.

b. M rectus capitis lateralis

Funktion: Ventralflektiert das Occiput gegenüber dem Atlas und lateralflektiert das Occiput zur gleichen Seite.

c. M longus capitis

Funktion: Ventralflektiert das Occiput gegenüber dem Atlas und lateralflektiert das Occiput zur gleichen Seite.

d. Alle Strukturen auf der Vorderseite des Halses. (Alle supra- und infrahyoidalen Muskeln und das Platysma)

Funktion: Ventralflektieren, rotieren und lateralflektieren das Occiput gegenüber dem Atlas zur gleichen Seite.

2.1.11.1. Spezifische Entspannung-Dehnung um die Dorsalflexion vom Occiput gegenüber dem Atlas zu vergrössern. P sitzt.

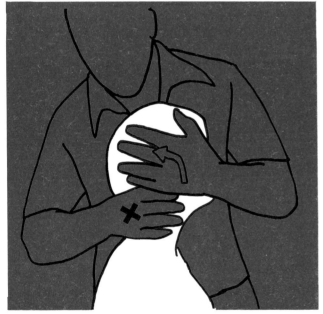 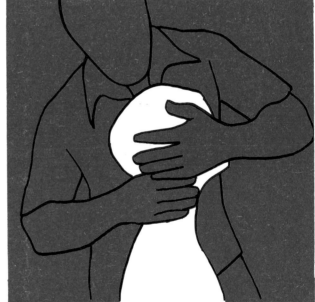

Fig 22 a. Ausgangsstellung.   Fig 22 b. Endstellung.

Ausgangsstellung: P sitzt. T steht seitlich des P, der linken Seite des P zugewandt.

Handfassung: T hält den Kopf des P fest zwischen Brust und linker Hand. Das Ohr des P muss in der Hand des T Platz finden und darf nicht geklemmt werden. T fasst mit der rechten Hand um den hinteren Bogen des Atlas herum, sodass die Zeigefingerspitze auf der Ventralseite des Processus transversus der rechten Seite des Atlas zu liegen kommt.

Ausführung: Mit dieser Handfassung dorsalflektiert T das Occiput gegenüber dem Atlas so weit es geht, indem er den Kopf des P festhält und sich nach rechts beugt. T gibt Traktion in kraniale Richtung. Gleichzeitig versucht T, dass der Atlas dorsal unterhalb des Occiput gleitet.

Anmerkung: Man muss auch von der anderen Seite behandeln, da der Atlas nur auf der einen Seite fixiert werden kann. Falls T einen zu schlechten Griff um den Kopf bekommt, kann die Technik im Liegen angewandt werden.

2.1.11.2. Spezifische Entspannung-Dehnung um die Dorsalflexion des Occiput gegenüber dem Atlas zu vergrössern. P sitzt. Alternative Fassung.

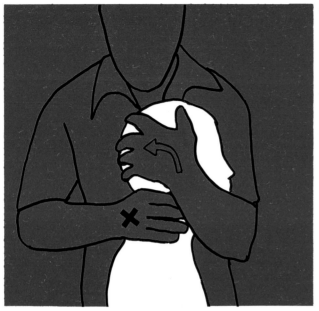 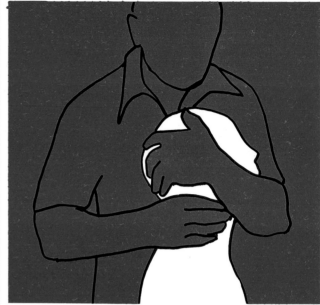

Fig 23 a. Ausgangsstellung.   Fig 23 b. Endstellung.

Ausgangsstellung: P sitzt. T steht seitlich des P, der linken Seite des P zugewandt.

Handfassung: T hält den Kopf des P fest zwischen Brust und linker Hand. Das Kinn ruht im Armbogen. Das Ohr des P muss Platz finden und darf nicht geklemmt werden. T fasst mit der rechten Hand um den hinteren Bogen des Atlas herum, sodass die Zeigefingerspitze auf der Ventralseite des Processus transversus der rechten Seite des Atlas zu liegen kommt.

Ausführung: Mit dieser Handfassung dorsalflektiert T das Occiput gegenüber dem Atlas so weit es geht, indem er den Kopf des P festhält und sich selbst nach rechts beugt. T gibt Traktion in kraniale Richtung. Gleichzeitig versucht T, den Atlas dorsal unter das Occiput gleiten zu lassen.

Anmerkung: Man muss auch von der anderen Seite behandeln, da der Atlas nur auf der einen Seite fixiert werden kann. Falls T einen zu schlechten Griff um den Kopf bekommt, kann die Technik im Liegen angewandt werden.

2.1.11.3. Spezifische Entspannung-Dehnung um die Dorsalflexion des Occiput gegenüber dem Atlas zu vergrössern. P in Rückenlage.

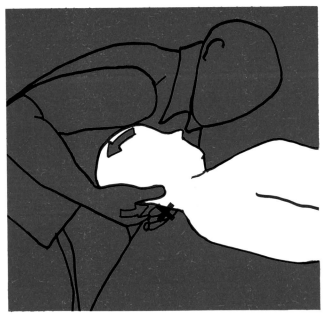 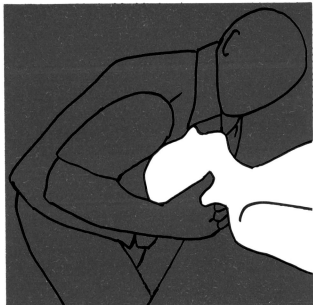

Fig 24 a. Ausgangsstellung.   Fig 24 b. Endstellung.

Ausgangsstellung: P in Rückenlage mit dem Atlas auf der Ecke des Tisches. T steht am Kopfende.

Handfassung: T hält den Kopf des P fest zwischen rechter Hand und Schulter. Die Schulter darf nicht gegen die Nase oder Augen des P gedrückt werden. Sollten Schmerzen auftreten, kann T ein kleines Kissen zwischen Schulter und Stirn legen. Die linke Hand des T steht *gekantet* auf dem Tisch unter dem hinteren Bogen des Atlas und mit dem Daumen auf der Vorderseite des linken Processus transversus des Atlas.

Ausführung: Mit dieser Handfassung und bei leichter Traktion dorsalflektiert T das Occiput mit Hilfe der rechten Hand und rechten Schulter, gleichzeitig hält die linke Hand den Atlas so, dass er nicht mitfolgen kann. Die Dorsalflexion zwischen Occiput und Atlas erreicht man am besten dadurch, dass T seine Knie beugt.

Anmerkung: Man muss auch von der anderen Seite behandeln, da der Atlas nur auf der einen Seite fixiert werden kann. Ausgangsstellung im Sitzen kann von Vorteil sein, da man in dieser Stellung leichter eine Traktion erreichen kann.

2.1.12. Spezifische Technik bei Entspannung-Dehnung von Muskeln und anderen Strukturen, die *die Dorsalflexion* des Atlas gegenüber dem Axis behindern.

Die meisten Muskeln und anderen Strukturen auf der Ventralseite der HWS können die Bewegung behindern. Siehe Muskelschema Seite 115.

2.1.12.1. Spezifische Entspannung-Dehnung um die Dorsalflexion des Atlas gegenüber dem Axis zu vergrössern. P sitzt.

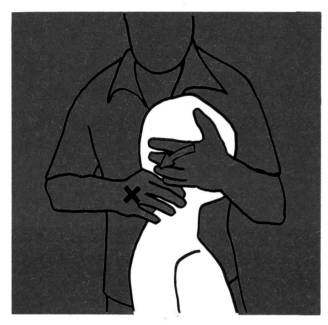 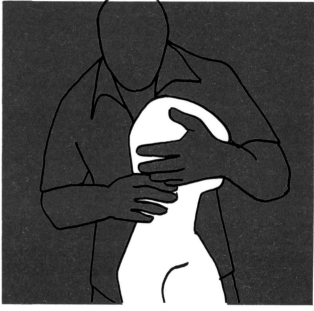

Fig 25 a. Ausgangsstellung.   Fig 25 b. Endstellung.

Ausgangsstellung: P sitzt. T steht der linken Seite des P zugewandt.

Handfassung: T hält den Kopf des P fest zwischen Brust und linker Hand, die auch um den hinteren Bogen des Atlas fasst. Das Ohr des P darf nicht geklemmt werden. Die rechte Hand hält von der Dorsalseite um den Axis. Processus spinosus zwischen dem Daumen und Metacarpale II.

Ausführung: Mit dieser Handfassung dorsalflektiert T unter leichter Traktion Occiput und Atlas langsam stufenweise maximal gegenüber dem Axis. Hierbei presst das Occiput den hinteren Bogen des Atlas hinunter gegen den Processus spinosus des Axis.

Anmerkung: *Die HWS darf nicht komprimiert werden!*

2.1.12.2. Spezifische Entspannung-Dehnung um die Dorsalflexion des Atlas gegenüber dem Axis zu vergrössern. P sitzt. Alternative Fassung.

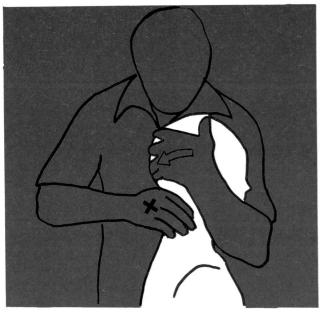 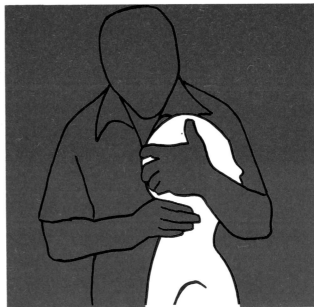

Fig 26 a. Ausgangsstellung.   Fig 26 b. Endstellung.

Ausgangsstellung: P sitzt. T steht der linken Seite des P zugewandt.

Handfassung: T hält den Kopf des P fest zwischen Brust und linker Hand, die auch um den hinteren Bogen des Atlas herum fasst. Das Kinn des P ruht im Armbogen. Das Ohr des P darf nicht eingeklemmt werden. Die rechte Hand fasst von der Dorsalseite um den Axis. Processus spinosus zwischen Daumen und Metacarpale II.

Ausführung: Mit dieser Handfassung dorsalflektiert T unter leichter Traktion das Occiput und den Atlas langsam stufenweise maximal gegenüber dem Axis. Dabei schiebt das Occiput den hinteren Bogen des Atlas hinunter gegen den Processus spinosus des Axis.

Anmerkung: *Die HWS darf nicht komprimiert werden!*

2.1.12.3. Spezifische Entspannung-Dehnung um die Dorsalflexion des Atlas gegenüber dem Axis zu vergrössern. P in Rückenlage.

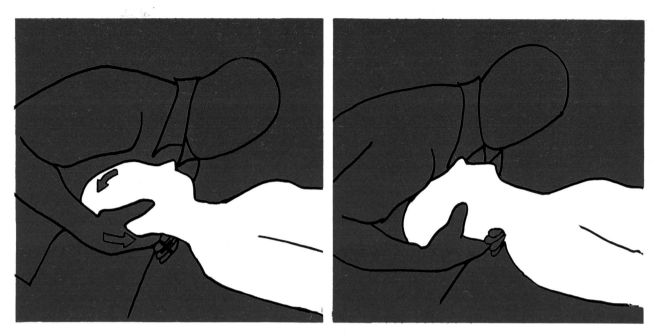

Fig 27 a. Ausgangsstellung.   Fig 27 b. Endstellung.

Ausgangsstellung: P in Rückenlage mit dem Axis auf der Ecke des Tisches. T steht dem Kopf des P gegenüber.

Handfassung: T hält den Kopf des P und Atlas fest zwischen rechter Hand und Schulter. Die Schulter darf nicht gegen die Nase oder die Augen des P gedrückt werden. Falls Schmerzen auftreten, kann T ein kleines Kissen zwischen Schulter und Stirn legen. Die linke Hand stützt den Processus spinosus des Axis mit der Radialseite des zweiten MCP-Gelenkes oder lässt ihn zwischen dem Daumen und dem Zeigefinger des T ruhen.

Ausführung: Mit dieser Handfassung langsam stufenweise maximale Dorsalflexion des Atlas gegenüber dem Axis unter leichter Traktion.

2.1.13. Spezifische Technik bei Entspannung-Dehnung von Muskeln und anderen Strukturen, die *die Dorsalflexion* von C:II gegenüber C:III bis C:VII gegenüber Th:I behindern.

Hier wird nur die Behandlung für C:II gegenüber C:III beschrieben, jedoch ist diese gleich für alle übrigen Segmente der HWS. Auf den Bildern sind die Bewegungen vergröbert um die Ausführung zu verdeutlichen.

Folgende Muskeln können in Betracht kommen:

I. Ventrale oberflächliche Muskeln

a. M platysma

Funktion: *Einseitige* Wirkung: Ventralflektiert und lateralflektiert zur gleichen Seite. *Beidseitige* Wirkung: Ventralflektiert Kopf und HWS.

b. Mm supra- und infrahyoidales (mit geschlossenem Mund)

Funktion: *Einseitige* Wirkung: Ventralflektiert und lateralflektiert zur gleichen Seite. *Beidseitige* Wirkung: Ventralflektiert Kopf und HWS.

c. Mm supra- und infrathyreoidales (mit geschlossenem Mund)

Funktion: *Einseitige* Wirkung: Ventralflektiert und lateralflektiert zur gleichen Seite. *Beidseitige* Wirkung: Ventralflektiert Kopf und HWS.

II. Ventrale tiefe Muskeln

a. M longus colli (mit offenem Mund)

Funktion: *Einseitige* Wirkung: Lateralflektiert und rotiert zur gleichen Seite. *Beidseitige* Wirkung: Ventralflektiert Kopf und obere HWS.

b. M longus capitis (mit offenem Mund)

Funktion: *Einseitige* Wirkung: Ventralflektiert und rotiert zur gleichen Seite. *Beidseitige* Wirkung: Ventralflektiert Kopf und obere HWS.

2.1.13.1. Entspannung-Dehnung *der ventralen oberflächlichen Muskeln* um die Dorsal-flexion von C:II gegenüber C:III bis C:VII gegenüber Th:I zu vergrössern. P sitzt.

Entspannung-Dehnung dieser Muskeln ist hauptsächlich aktuell, wenn die Dorsalflexion kleiner mit geschlossenem als mit offenem Mund ist. P sitzt.

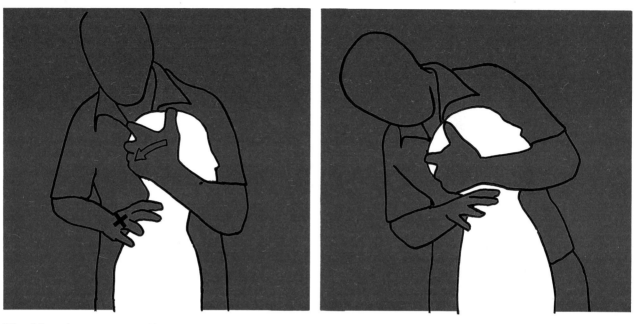

Fig 28 a. Ausgangsstellung.   Fig 28 b. Endstellung.

Ausgangsstellung: P sitzt. T steht der linken Seite des P zugewandt. Die BWS ist fixiert (um Sternum, Costae I und Clavicula zu stabilisieren) entweder durch die rechte Hand des T oder durch eine Rückenstütze.

Handfassung: T hält den Kopf des P zwischen linker Hand und Brust und lässt das Kinn des P *im Armbogen ruhen*. Die rechte Hand fixiert die obere BWS-Region.
i. d. Armbeuge

Ausführung: Mit dieser Handfassung führt T den Kopf und die HWS des P unter Traktion langsam stufenweise in maximale Dorsalflexion, indem er sich nach rechts beugt.

2.1.13.2. Entspannung-Dehnung *der ventralen oberflächlichen Muskeln* um die Dorsalflexion von C:II gegenüber C:III bis C:VII gegenüber Th:I zu vergrössern. P in Rückenlage.

Dehnung dieser Muskeln ist hauptsächlich aktuell, wenn die Dorsalflexion kleiner mit geschlossenem als mit offenem Mund ist.

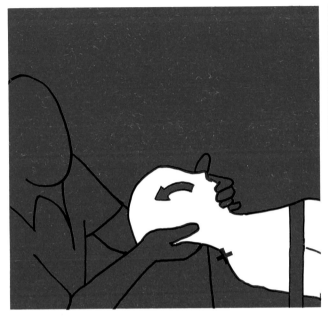 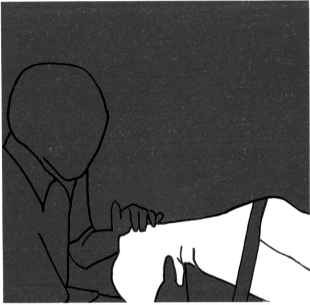

Fig 29 a. Ausgangsstellung.   Fig 29 b. Endstellung.

Ausgangsstellung: P in Rückenlage. T sitzt am Kopfende des P, dem Kopf zugewandt. Der Kopf des P und die HWS liegen ausserhalb des Tisches, dessen oberes Ende so gewinkelt wird, dass die BWS hart gestützt wird. P wird mit einem Gürtel um den Thorax herum fixiert.

Handfassung: T fasst mit der rechten Hand unter dem Occiput und mit der linken Hand unter dem Kinn.

Ausführung: Mit dieser Handfassung führt T den Kopf und Halsrücken des P unter Traktion langsam stufenweise in maximale Dorsalflexion.

Anmerkung: Unterbrich die Behandlung, falls P Schwindel oder andere Beschwerden bekommt und benachrichtige den entsprechenden Facharzt! Teste immer nach de Kleijn vor der Behandlung!

2.1.13.3. Spezifische Entspannung-Dehnung *der ventralen tiefen Muskeln.* M longus colli. P sitzt.

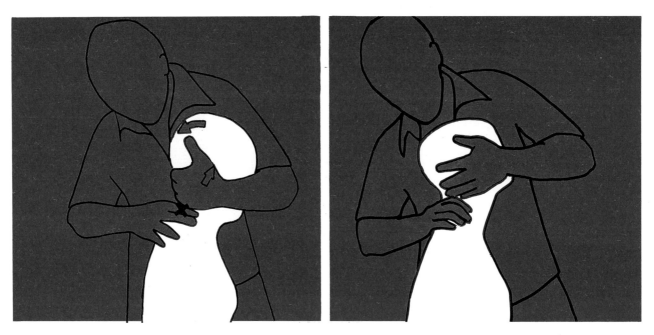

Fig 30 a. Ausgangsstellung.　　　　　　　　Fig 30 b. Endstellung.

Ausgangsstellung: P sitzt mit richtiger Abstützung des Thoracalrückens von Th:III ab. T steht der linken Seite des P zugewandt.

Handfassung: T hält den Kopf des P fest zwischen Brust und linker Hand. Das Ohr des P darf nicht eingeklemmt werden. Der ulnare Teil der Hand und des Kleinfingers fasst um Processus spinosus, Processus articularis und Processus transversus des C:II. Die rechte Hand fixiert C:III, indem sie den Processus spinosus, Processus articularis und Processus transversus umgreift.

Bei Behandlung der Segmente C:III gegenüber C:IV bis C:V gegenüber C:VI wird die linke Hand auf den kranialen Wirbelkörper und die rechte Hand auf den kaudalen Wirbelkörper des betreffenden Segmentes gelegt.

Ausführung: Mit dieser Handfassung führt T unter leichter Traktion C:II gegenüber C:III langsam stufenweise in maximale Dorsalflexion, indem er sich nach rechts beugt.

Anmerkung: Hier kann man, falls es notwendig wird, das oberhalb liegende Segment in Ventralflexion halten.

2.1.13.4. Entspannung-Dehnung *der ventralen tiefen Muskeln.* M longus colli. P in Rückenlage.

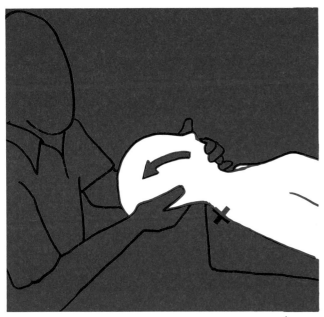 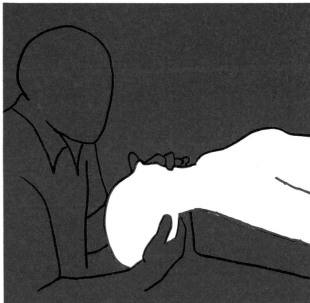

Fig 31 a. Ausgangsstellung.   Fig 31 b. Endstellung.

Ausgangsstellung: P in Rückenlage mit Kopf und HWS ausserhalb des Tisches. Richtige
Abstützung des Brustrückens von Th:III ab. T sitzt gegenüber dem Kopfende.

Handfassung: T fasst mit der rechten Hand unter das Occiput und bis zum C:II. Die linke Hand
hält unter dem Kinn des P.

Ausführung: Mit dieser Handfassung führt T die HWS unter leichter Traktion langsam stufenweise in maximale Dorsalflexion.

Anmerkung: Um einen mehr spezifischen Effekt zu erhalten, kann T Kopf und C:II zwischen
rechter Hand und Schulter halten (siehe Seite 17). Die linke Hand kann dabei C:III fixieren.
Findet man herabgesetzte Beweglichkeit in einem Segment, fasst die linke Hand um den
kaudalen Wirbelkörper dieses Segments und fixiert ihn. Die rechte Hand hält den kranial
liegenden Wirbelkörper.

2.1.13.5. Entspannung-Dehnung *der ventralen tiefen Muskeln.* M longus capitis. P sitzt.

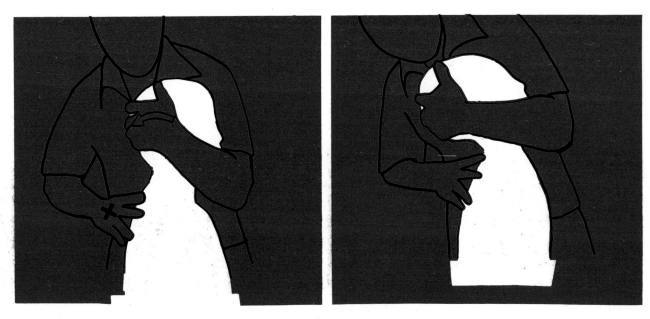

Fig 32 a. Ausgangsstellung. Fig 32 b. Endstellung.

Ausgangsstellung: P sitzt mit offenem Mund und gestütztem oberem Brustrücken. T steht der linken Seite des P zugewandt.

Handfassung: T hält den Kopf des P fest zwischen Brust und linker Hand. Das Ohr darf nicht eingeklemmt werden. Die rechte Hand stützt im Cervicothoracalübergang.

Ausführung: Mit dieser Handfassung und bei leichter Traktion langsam stufenweise maximale Dorsalflexion des Occiput und der HWS hinab bis zu C:VI.

Anmerkung: P darf den Mund nicht schliessen. Er soll die Kiefergegend entspannen, um eine Spannung der äusseren vorderen Halsmuskeln zu vermeiden.

2.1.13.6. Entspannung-Dehnung *der ventralen tiefen Muskeln.* M longus capitis. P in Rückenlage.

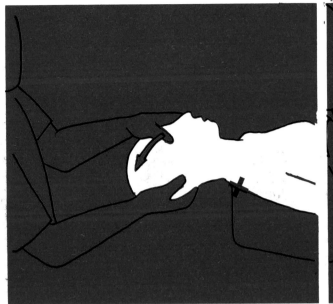 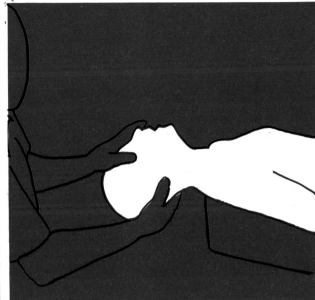

Fig 33 a. Ausgangsstellung.   Fig 33 b. Endstellung.

Ausgangsstellung: P in Rückenlage mit C:VI am Ende des Tisches und mit offenem Mund. Das Tischende oder ein festes Kissen stützt von C:VI ab. T sitzt gegenüber dem Kopfende.

Handfassung: T fasst mit der linken Hand die Stirn und mit der rechten Hand unter dem Occiput.

Ausführung: Mit dieser Handfassung und bei leichter Traktion langsam stufenweise maximale Dorsalflexion des Occiput und der HWS hinab bis zu C:VI.

Anmerkung: T kann den Kopf und den kranial gelegenen Wirbelkörper in dem zu behandelnden Segment zwischen seiner rechten Hand und Schulter halten. (Siehe Seite 17.) Die linke Hand kann dabei den kaudal liegenden Wirbelkörper im Segment fixieren. Ist die Bewegung in einem Segment herabgesetzt, fixiert die linke Hand den kaudalen Wirbelkörper dieses Segmentes. Die rechte Hand fasst um den kranial gelegenen Wirbelkörper des Segmentes.

40

2.1.14. Spezifische Technik bei Entspannung-Dehnung von Muskeln und anderen Strukturen, die *die Dorsalflexion, Rotation* und *Lateralflexion* zur *gleichen* Seite von C:II gegenüber C:III bis C:VII gegenüber Th:I behindern.

Hier wird nur die Behandlung von C:II gegenüber C:III beschrieben, jedoch ist sie dieselbe für alle übrigen Segmente der HWS. Auf den Bildern sind die Bewegungen übertrieben um die Ausführung zu verdeutlichen.

Die meisten Muskeln und übrigen Strukturen der HWS sowie Bewegungsstarre in der HWS können die Bewegung behindern. Siehe Muskelschema Seite 115.

Man kann die HWS als Ganzes behandeln oder Segment für Segment. Die Lateralflexion ist vollständig von der Rotation abhängig. Im normalen Fall kann man nicht lateralflektieren ohne zu rotieren und man kann nicht rotieren ohne lateralzuflektieren. Dieses gilt allgemein für die ganze Wirbelsäule. Der Atlas kann doch etwas gegenüber dem Axis rotieren, ohne dass eine Lateralflexion in diesem Segment geschieht. Um eine vollständige Lateralflexion zu erhalten ist die Rotation eine absolute Notwendigkeit. Will man durch Dehnung gleichzeitig die Rotation und Lateralflexion behandeln, muss man zuerst die Rotation vergrössern und danach die Lateralflexion. Mit einer Lateralflexion kann man die Wirbelkörper zum Rotieren provozieren, man erhält jedoch gleichzeitig eine Kompression und damit ein grösseres Risiko für Schäden.

2.1.14.1. Spezifische Entspannung-Dehnung um die Dorsalflexion, Rotation und Lateralflexion nach rechts von C:II gegenüber C:III zu vergrössern. P sitzt. (T „arbeitet" hier auf der linken Seite der HWS.)

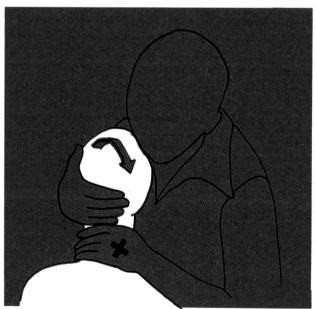 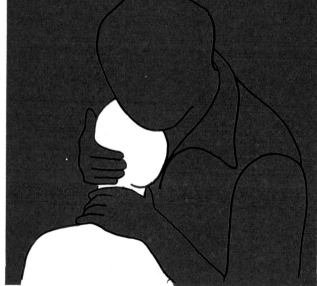

Fig 34 a. Ausgangsstellung.   Fig 34 b. Endstellung.

Ausgangsstellung: P sitzt und stützt die rechte Seite des Kopfes gegen die Brust des T. T steht der rechten Seite des P zugewandt.

Handfassung: T fasst mit der rechten Hand um das Occiput, den Atlas und Axis, sodass die ulnare Seite des Kleinfingers parallel mit dem Bogengelenk zwischen C:II und C:III und dem Processus spinosus der linken Seite liegt. Die linke Hand hält von hinten um den Nacken mit der Radialseite des Zeigefingers gegen den Processus spinosus und Processus articularis auf der linken Seite von C:III (die vom T weggewandt ist). Der linke Daumen des T darf nicht verhindern, dass der Processus articularis von C:II nach hinten und unten gleitet auf der rechten Seite von C:III.

Ausführung: Mit dieser Handfassung und bei leichter Traktion langsam stufenweise maximale Dorsalflexion, Rotation rechts und Lateralflexion rechts von C:II gegenüber C:III.

Anmerkung: Hierbei gleitet der Processus articularis von C:II auf der linken Seite kranial und ventral auf dem Processus articularis superior von C:III auf der linken Seite. Der Processus articularis von C:II auf der rechten Seite gleitet dorsal und kaudal auf dem Processus articularis superior von C:III auf der rechten Seite. T ,,arbeitet'' hier auf der Seite, wo die Gelenkfacetten aufeinander gleiten wie bei *Dorsalflexion* (auf der linken Seite bei Rechtsrotation).

2.1.14.2. Spezifische Entspannung-Dehnung um die Dorsalflexion, Rotation und Lateralflexion nach rechts von C:II gegenüber C:III zu vergrössern. P sitzt. (T ,,arbeitet'' hier auf der rechten Seite der HWS.)

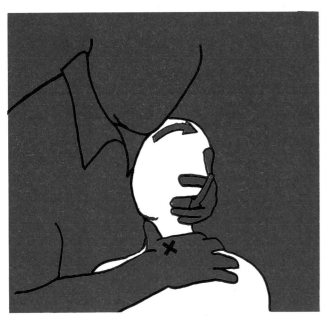 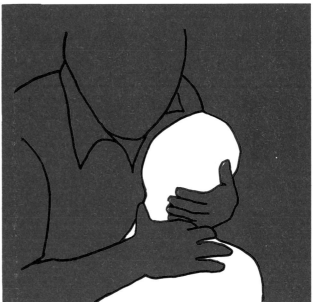

Fig 35 a. Ausgangsstellung.　　　　　Fig 35 b. Endstellung.

Ausgangsstellung: P sitzt mit der linken Seite des Kopfes gegen die Brust des T gelehnt. T steht der linken Seite des P zugewandt.

Handfassung: Die linke Hand des T fasst um Occiput, Atlas und Axis, sodass die ulnare Seite des Kleinfingers auf dem Processus articularis und Processus spinosus von C:II der rechten Seite liegt. T fasst mit der rechten Hand um die HWS, sodass der Daumen auf dem Processus articularis, der Lamina und dem Processus spinosus der linken Seite des C:III liegt (um zu verhindern, dass C:III nach rechts rotiert).

Ausführung: Mit dieser Handfassung und bei leichter Traktion langsam stufenweise maximale Dorsalflexion, Rotation nach rechts und Lateralflexion nach rechts von C:II gegenüber C:III.

Anmerkung: T ,,arbeitet'' hier auf der Seite, wo die Gelenkfacetten in *Dorsalflexion* aufeinander gleiten (auf der rechten Seite bei Rechtsrotation).

2.1.14.3. Spezifische Entspannung-Dehnung um die Dorsalflexion, Rotation und Lateral-flexion nach rechts von C:II gegenüber C:III zu vergrössern. P in Rückenlage. (T „arbeitet" hier auf der linken Seite der HWS.)

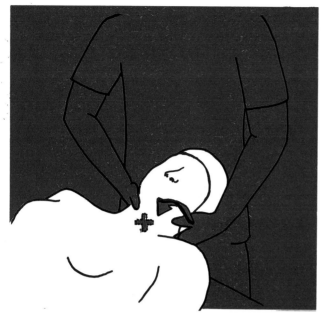 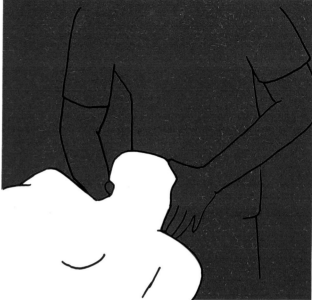

Fig 36 a. Ausgangsstellung.   Fig 36 b. Endstellung.

Ausgangsstellung: P in Rückenlage mit Kopf und C:II ausserhalb des Tisches. T steht dem Kopfende zugewandt.

Handfassung: T fasst mit der linken Hand um Occiput, Atlas und Axis, sodass die Radialseite des linken Zeigefingers auf dem Processus articularis und Processus spinosus der linken Seite von C:II liegt. Die rechte Hand fasst so, dass der Zeigefinger auf der linken Seite des Processus spinosus und der Lamina von C:III liegt.

Ausführung: Mit dieser Handfassung und bei leichter Traktion langsam stufenweise maximale Dorsalflexion, Rotation nach rechts und Lateralflexion nach rechts von C:II gegenüber C:III.

Anmerkung: T „arbeitet" hier auf der Seite, wo die Gelenkfacetten wie in *Ventralflexion* auf-einander gleiten (d.h. auf C:II auf der linken Seite bei Rotation und Lateralflexion nach rechts).

2.1.14.4. Spezifische Entspannung-Dehnung um die Dorsalflexion, Rotation und Lateral-flexion nach rechts von C:II gegenüber C:III zu vergrössern. P in Rückenlage. (T „arbeitet" hier auf der rechten Seite der HWS.)

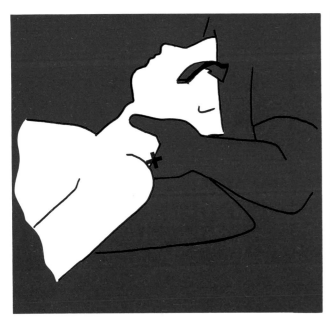 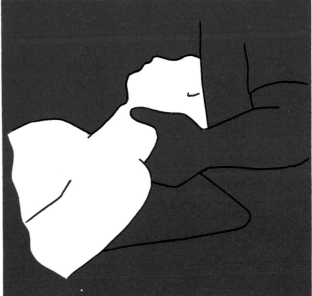

Fig 37 a. Ausgangsstellung.   Fig 37 b. Endstellung.

Ausgangsstellung: P in Rückenlage mit Kopf und C:II ausserhalb des Tisches. T steht dem Kopfende zugewandt.

Handfassung: T fasst mit der rechten Hand um Occiput, Atlas und Axis, sodass die Radialseite des rechten Zeigefingers gegen den Processus spinosus und Processus articularis von C:II auf der rechten Seite liegt. Die Radialseite des Zeigefingers und MCP-Gelenkes der linken Hand liegt gegen den Processus spinosus und Processus articularis inferior von C:III auf der linken Seite.

Ausführung: Mit dieser Handfassung und bei leichter Traktion langsam stufenweise maximale Dorsalflexion, Rotation nach rechts und Lateralflexion nach rechts von C:II gegenüber C:III.

Anmerkung: Die Lateralflexion wird vergrössert als Resultat der vergrösserten Rotation. T „arbeitet" hier auf der Seite, wo die Gelenkfacetten wie in *Dorsalflexion* aufeinander gleiten (d.h. auf C:II auf der rechten Seite bei Rotation und Lateralflexion nach rechts).

44

2.1.15. Spezifische Technik bei Entspannung-Dehnung von Muskeln und anderen Strukturen, die *die Dorsalflexion, Rotation nach rechts* und *Lateralflexion nach links* von C:II gegenüber C:III bis C:VII gegenüber Th:I behindern.

Hier wird nur die Behandlung für C:II gegenüber C:III beschrieben, jedoch ist sie dieselbe für alle übrigen Segmente der HWS. Auf den Bildern sind die Bewegungen übertrieben um die Ausführung zu verdeutlichen.

Die meisten Muskeln und übrigen Strukturen der HWS sowie auch eine Bewegungsstarre der Columna können die Bewegung behindern. Siehe Muskelschema Seite 115.

2.1.15.1. Spezifische Entspannung-Dehnung um die Dorsalflexion, Rotation nach rechts und Lateralflexion nach links von C:II gegenüber C:III zu vergrössern. P sitzt. (T „arbeitet" hier auf der linken Seite der HWS.)

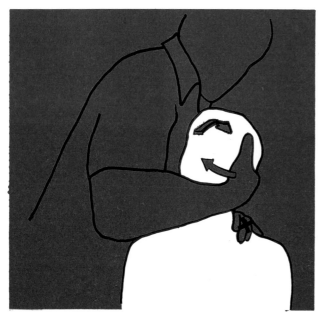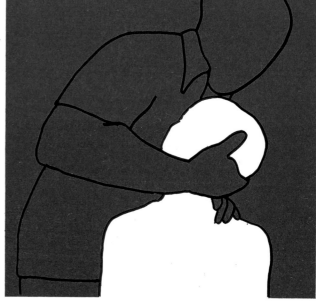

Fig 38 a. Ausgangsstellung.   Fig 38 b. Endstellung.

Ausgangsstellung: P sitzt mit der rechten Seite des Kopfes gegen die Brust des T gestützt. T steht auf der rechten Seite des P.

Handfassung: T fasst mit der rechten Hand um Occiput, Atlas und Axis, sodass die ulnare Seite des Kleinfingers auf dem Processus articularis und Processus spinosus der linken Seite von C:II liegt. Die linke Hand fasst um die HWS, sodass die Radialseite des Zeigefingers gegen den Processus spinosus von C:III auf der linken Seite und der Daumen gegen den Processus articularis und Processus transversus auf der rechten Seite liegt.

Ausführung: Mit dieser Handfassung und bei leichter Traktion wird das Segment C:II gegenüber C:III in Dorsalflexion geführt (*keine maximale* Dorsalflexion!), C:II wird langsam stufenweise maximal nach rechts rotiert. ~~Lateralflexion nach links geschieht als ein Resultat dieser Rotation nach rechts.~~ *nach links lateralflektiert*

Anmerkung: Diese Bewegung ergibt bei maximaler Lateralflexion und Rotation eine „close packed position" der HWS. Versuche deshalb *nicht* weiterzukommen, wenn das Gelenk vollständig in die Extremstellung gekommen ist. Hier ist es besonders wichtig, dass man gelernt hat und erkennt, wie die Bewegung zu Ende kommt (end feel), d.h. dass man unterscheiden kann, wenn die Gelenkkonstruktion keine weitere Bewegung zulässt = maximale Extremstellung, und wenn das Ende der Bewegung zu bald kommt wegen verkürzter Strukturen = eingeschränkte Beweglichkeit.

2.1.15.2. Spezifische Entspannung-Dehnung um die Dorsalflexion, Rotation nach rechts und Lateralflexion nach links von C:II gegenüber C:III zu vergrössern. P sitzt, von hinten gesehen. (T „arbeitet" hier auf der linken Seite der HWS.)

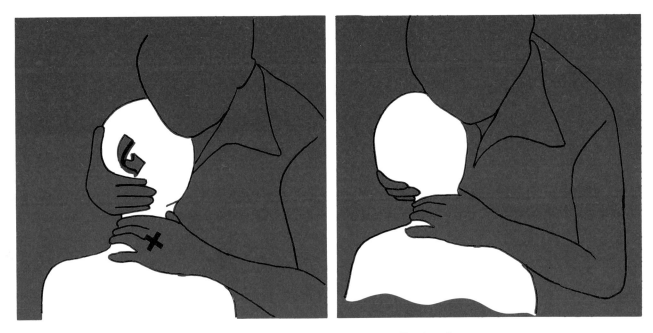

Fig 39 a. Ausgangsstellung.   Fig 39 b. Endstellung.

Ausgangsstellung: P sitzt mit der rechten Seite des Kopfes gegen die Brust des T gestützt. T steht auf der rechten Seite des P.

Handfassung: T fasst mit der rechten Hand um Occiput, Atlas und Axis, sodass die ulnare Seite des Kleinfingers auf dem Processus articularis und Processus spinosus der linken Seite von C:II liegt. Die linke Hand fasst um die HWS, sodass die Radialseite des Zeigefingers gegen den Processus spinosus der linken Seite von C:III und der Daumen gegen den Processus articularis und Processus transversus der rechten Seite zu liegen kommt.

C III

Ausführung: Mit dieser Handfassung und bei leichter Traktion wird das Segment C:II gegen-über C:III in Dorsalflexion geführt (*nicht* in *maximale* Dorsalflexion!). ~~C:II rotiert jetzt langsam stufenweise maximal nach rechts. Die Lateralflexion nach links geschieht als ein Resultat dieser Rechtsrotation.~~ *C II wird jetzt langsam stufenweise max. nach rechts rotiert u. nach links lateralflektiert.*

Anmerkung: Diese Bewegung ergibt bei maximaler Lateralflexion und Rotation eine „close packed position" der HWS. Versuche deshalb *nicht* weiterzukommen, sobald das Gelenk ganz in die Extremstellung gekommen ist. Hier ist es besonders wichtig, dass man gelernt hat und erkennt, wie die Bewegung zu Ende kommt (end feel), d.h. dass man unterscheiden kann, ob die Gelenkkonstruktion keine weitere Bewegung zulässt = maximale Extremstellung, oder ob die Endbewegung zu zeitig kommt wegen verkürzter Strukturen = eingeschränkte Beweglichkeit.

2.1.15.3. Spezifische Entspannung-Dehnung um die Dorsalflexion, Rotation nach rechts und Lateralflexion nach links von C:II gegenüber C:III zu vergrössern. P sitzt. (T „arbeitet" hier auf der rechten Seite der HWS.)

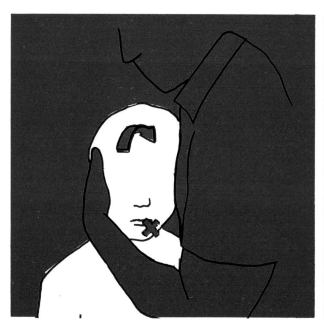 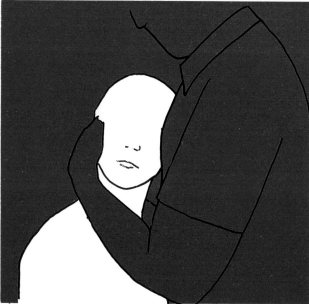

Fig 40 a. Ausgangsstellung. Fig 40 b. Endstellung.

Ausgangsstellung: P sitzt mit der linken Seite des Kopfes gegen die Brust des T gestützt. T steht der linken Seite des P zugewandt.

Handfassung: Die linke Hand des P fasst um Occiput, Atlas und Axis, sodass die Ulnarseite des Kleinfingers gegen den Processus articularis und Processus spinosus der linken Seite von C:II anliegt. Die rechte Hand fasst um den Nacken, sodass der Daumen gegen die Lamina und den Processus spinosus der linken Seite von C:III anliegt.

Ausführung: Mit dieser Handfassung und bei leichter Traktion langsam stufenweise Dorsalflexion, Rotation nach rechts und Lateralflexion nach links von C:II gegenüber C:III.

2.1.15.4. Spezifische Entspannung-Dehnung um die Dorsalflexion, Rotation nach rechts und Lateralflexion nach links von C:II gegenüber C:III zu vergrössern. P in Rückenlage. (T „arbeitet" hier auf der linken Seite der HWS.)

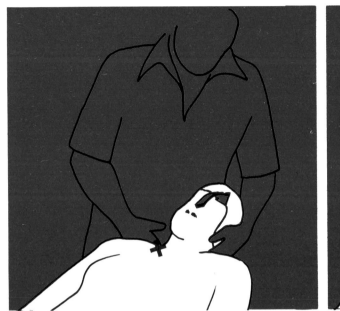

Fig 41 a. Ausgangsstellung.

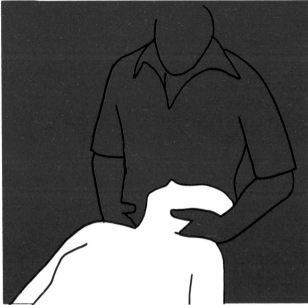

Fig 41 b. Endstellung.

Ausgangsstellung: P in Rückenlage mit der rechten Seite des Kopfes gegen Bauch-Brust des T gestützt. T steht dem Kopfende zugewandt.

Handfassung: T fasst mit der linken Hand um Occiput, Atlas und Axis, sodass die Radialseite des Zeigefingers gegen den Processus articularis und Processus spinosus der linken Seite von C:II anliegt. Die Radialseite des rechten Zeigefingers liegt gegen den Processus articularis inferior und Processus spinosus der rechten Seite von C:III an, oder die rechte Hand fasst um die HWS, sodass der Kleinfinger um den Processus spinosus von C:III hält und gegen den Processus articularis inferior der rechten Seite von C:III anliegt.

Ausführung: Mit dieser Handfassung und bei leichter Traktion langsam stufenweise Dorsalflexion, Rotation nach rechts und Lateralflexion nach links von C:II gegenüber C:III.

Anmerkung: Unterbrich die Behandlung, falls P Schwindel oder andere Beschwerden bekommt und benachrichtige den entsprechenden Facharzt! Teste immer nach de Kleijn vor der Behandlung!

48

2.1.15.5. Spezifische Entspannung-Dehnung um die Dorsalflexion, Rotation nach rechts und Lateralflexion nach links von C:II gegenüber C:III zu vergrössern. P in Rückenlage. (T „arbeitet" hier auf der rechten Seite der HWS.)

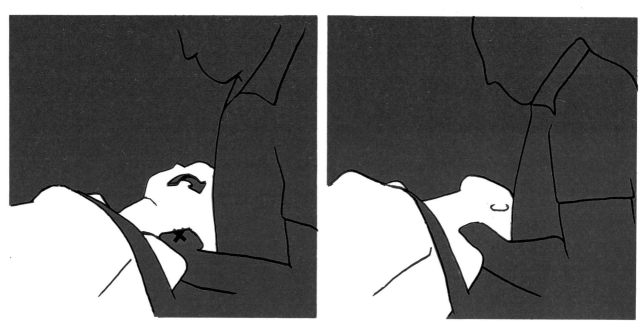

Fig 42 a. Ausgangsstellung.   Fig 42 b. Endstellung.

Ausgangsstellung: P in Rückenlage mit der linken Seite des Kopfes gegen die Brust des T gestützt und mit C:II ausserhalb des Tisches. Es kann notwendig sein, die Schultern mit einem Gürtel zu fixieren. T steht dem Kopfende zugewandt.

Handfassung: T fasst mit der rechten Hand um Occiput, Atlas und Axis, sodass die Radialseite des rechten Zeigefingers gegen den Processus articularis und Processus spinosus der rechten Seite von C:II anliegt. Die Radialseite des linken Zeigefingers stützt sich gegen den Processus articularis und Processus spinosus der linken Seite von C:III, oder die linke Hand greift um die HWS, sodass Processus transversus, Processus articularis inferior und Processus spinosus der linken Seite von C:III gegen Hypothenar und Kleinfinger anliegen.

Ausführung: Mit dieser Handfassung und bei leichter Traktion maximale Dorsalflexion, Rotation nach rechts und Lateralflexion nach links von C:II gegenüber C:III.

Anmerkung: Unterbrich die Behandlung, falls P Schwindel oder andere Beschwerden bekommt und benachrichtige den entsprechenden Facharzt! Teste immer nach de Kleijn vor der Behandlung!

2.1.16. Spezifische Technik bei Entspannung-Dehnung von Muskeln und anderen Strukturen, die *die Rotation zur gleichen Seite* und die *Lateralflexion zur entgegengesetzten Seite* des Occiput gegenüber dem Atlas behindern.

Die meisten Muskeln zwischen Occiput und Atlas oder andere Muskeln und Strukturen mit Verbindung zum Kopf können die Bewegung behindern. Siehe Muskelschema Seite 115.

2.1.16.1. Spezifische Entspannung-Dehnung um die Rotation rechts und die Lateralflexion links des Occiput gegenüber dem Atlas mit Hilfe *der Traktion* zu vergrössern. P sitzt.

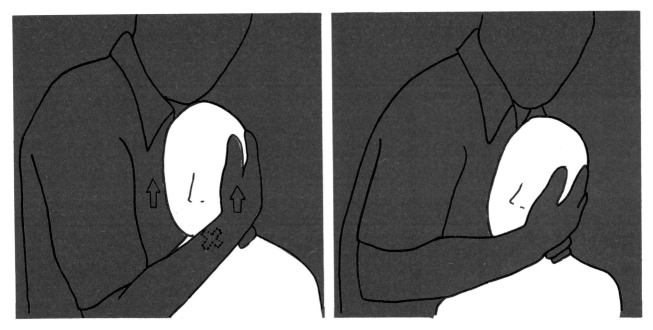

Fig 43 a. Ausgangsstellung.　　　　　　　Fig 43 b. Endstellung.

Ausgangsstellung: P sitzt. T steht der rechten Seite des P zugewandt.

Handfassung: T hält den Kopf des P fest zwischen Brust und rechter Hand. Die linke Hand fasst um den hinteren Bogen des Atlas mit dem Zeigefinger auf der Ventralseite des linken Processus transversus atlantis. Der Daumen stützt die Dorsalseite des Processus transversus der rechten Seite. Der Kopf des P wird nach links lateralflektiert und maximal nach rechts rotiert zwischen Occiput und Atlas so weit es geht, und lateralflektiert im Verhältnis zum Axis so weit es geht, um die verkürzten Gewebe zu strecken.

Ausführung: Mit dieser Handfassung wird das Occiput in kraniale Richtung gezogen. T geht danach weiter in Rotation nach rechts und Lateralflexion nach links und gibt eine neue Traktion. Dies wird wiederholt, bis maximaler Effekt erreicht wird.

Anmerkung: Grösste Bedeutung hat hier die Traktion. Rotation und Lateralflexion kommt als eine Folge der Traktion. Diese Technik ist die schonendste der hier unter 2.1.16. beschriebenen Techniken. Herabgesetzte Rotation und Lateralflexion zwischen Occiput und Atlas kann auch eine Folge einer herabgesetzten Rotation des Atlas gegenüber dem Axis oder des Axis gegenüber C:III sein. Ist dies der Fall, müssen die Bewegungseinschränkungen des Atlas gegenüber dem Axis oder des Axis gegenüber C:III zuerst behandelt werden.

2.1.16.2. Spezifische Entspannung-Dehnung um die Rotation nach rechts und die Lateral-flexion nach links des Occiput gegenüber dem Atlas zu vergrössern. P sitzt.

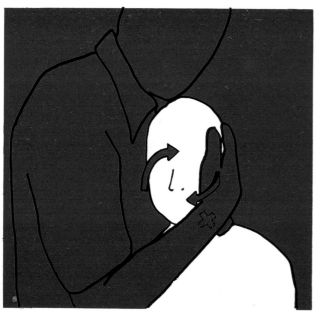 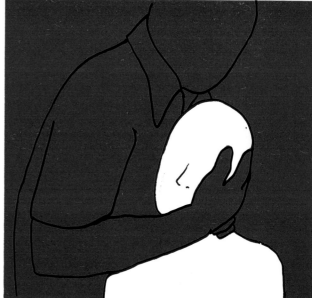

Fig 44 a. Ausgangsstellung. Fig 44 b. Endstellung.

Ausgangsstellung: P sitzt. T steht der rechten Seite des P zugewandt.

Handfassung: T hält den Kopf des P fest zwischen Brust und rechter Hand. Die linke Hand fasst um den hinteren Bogen des Atlas mit dem Zeigefinger auf der Ventralseite des Processus transversus atlantis der linken Seite. Der Daumen liegt auf der Dorsalseite des Processus transversus atlantis der rechten Seite. Der Kopf des P wird maximal nach links lateralflektiert und maximal nach rechts rotiert zwischen Occiput und Atlas, d.h. man nimmt alle mögliche Bewegung heraus, und im Verhältnis zum Axis lateralflektiert so weit es geht, um die verkürzten Gewebe zu strecken.

Ausführung: Mit dieser Handfassung gibt T Traktion zwischen Occiput und Atlas. Gleichzeitig langsam stufenweise Vergrösserung der Rotation des Occiput nach rechts und Lateralflexion des Occiput nach links. Die linke Hand des T fixiert den Atlas, der hier gradweise nach links unter das Occiput gleitet (zu der Seite, zu der das Occiput lateralflektiert).

2.1.16.3.   Spezifische Entspannung-Dehnung um die Rotation nach rechts und die Lateralflexion nach links des Occiput gegenüber dem Atlas zu vergrössern. P sitzt, von
hinten gesehen.

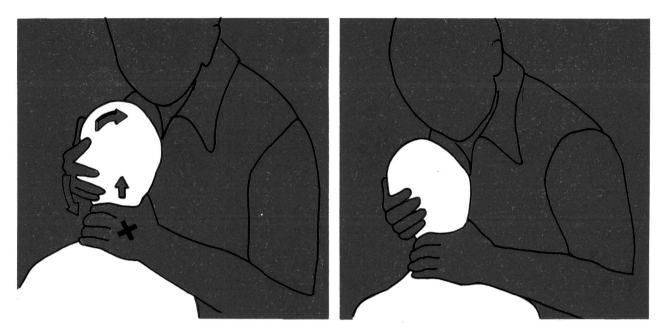

Fig 45 a. Ausgangsstellung.   Fig 45 b. Endstellung.

Ausgangsstellung: P sitzt. T steht der rechten Seite des P zugewandt.

Handfassung: T hält den Kopf des P fest zwischen Brust und rechter Hand. Das Ohr des P muss
in der Hand des T Platz finden und darf nicht eingeklemmt werden. Mit der linken Hand fasst T
um den hinteren Bogen des Atlas mit dem Zeigefinger auf der Ventralseite des Processus
transversus atlantis der linken Seite. Der Daumen liegt hinter dem Processus transversus
atlantis der rechten Seite.

Ausführung: Mit dieser Handfassung gibt T Traktion und rotiert das Occiput nach rechts und
lateralflektiert gleichzeitig langsam stufenweise das Occiput nach links. Die linke Hand versucht den Atlas zu fixieren, der hier gradweise nach links unter das Occiput gleitet (zu der
Seite, zu der das Occiput lateralflektiert).

2.1.16.4. Spezifische Entspannung-Dehnung um die Rotation nach rechts und die Lateral-flexion nach links des Occiput gegenüber dem Atlas zu vergrössern. P in Rücken-lage.

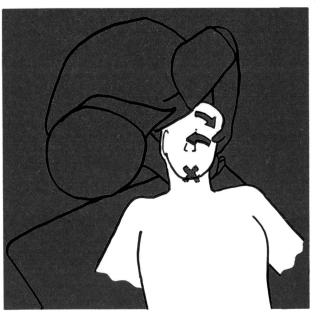 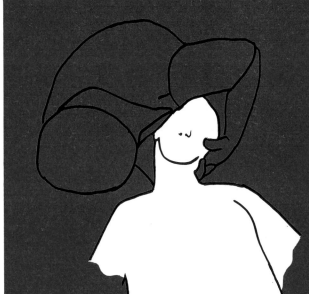

Fig 46 a. Ausgangsstellung.   Fig 46 b. Endstellung.

Ausgangsstellung: P in Rückenlage mit Atlas am Tischende. T steht am Kopfende.

Handfassung: T hält den Kopf des P zwischen linker Hand und Schulter. Die rechte Hand fixiert den Atlas mit dem Zeigefinger auf der Ventralseite des Processus transversus atlantis der linken Seite. Der Daumen auf der Dorsalseite des Processus transversus atlantis der rechten Seite.

Ausführung: Mit dieser Handfassung gibt T Traktion, Rotation nach rechts und Lateralflexion nach links zwischen Occiput und Atlas. Hierbei hält die rechte Hand des T den Atlas fest und schiebt ihn hinüber zur linken Seite.

Anmerkung: Die Technik im Liegen ist schwer zu lernen. Die Technik im Sitzen ist einfacher und effektiver und ist deshalb, wenn möglich, vorzuziehen.

2.1.17. Spezifische Technik bei Entspannung-Dehnung von Muskeln und anderen Strukturen, die *die Rotation* des Atlas gegenüber dem Axis behindern.

Die meisten Muskeln und übrigen Strukturen dieses Niveaus können die Bewegung behindern. Siehe Muskelschema Seite 115.

2.1.17.1. Spezifische Entspannung-Dehnung um die Rotation nach rechts des Atlas gegenüber dem Axis mit Hilfe *der Traktion* zu vergrössern. P sitzt.

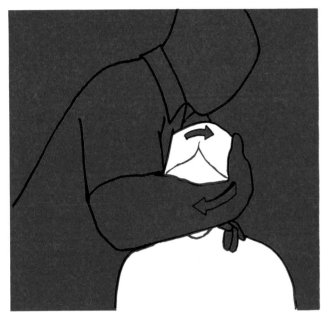 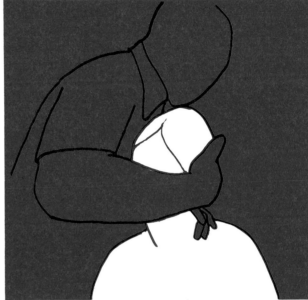

Fig 47 a. Ausgangsstellung.   Fig 47 b. Endstellung.

Ausgangsstellung: P sitzt. T steht der rechten Seite und dem Rücken des P zugewandt.

Handfassung: T fasst mit der rechten Hand um Occiput mit dem Kleinfinger auf der Dorsalseite des Processus transversus atlantis und längs des Arcus dorsalis und hält den Kopf fest zwischen Hand und Brust. Die linke Hand hält um den Axis und fixiert ihn. Processus spinosus zwischen Daumen und Metacarpale II. Occiput-Atlas wird nach rechts gegenüber dem Axis rotiert so weit es geht, gleichzeitig wird das Occiput lateralflektiert nach links gegenüber dem Atlas.

Ausführung: Da dies das empfindlichste Segment des Nackens ist und da eine ungeschickte Behandlung schaden kann, wird hier die absolut schonendste Technik empfohlen, und zwar diese:

Mit der obengenannten Handfassung wird Occiput-Atlas nach rechts gegenüber dem Axis rotiert so weit es geht. (Das Occiput wird nach links auf dem Atlas seitgebeugt.) In dieser Stellung gibt T Traktion. Daraufhin geht er weiter hinaus und rotiert nach rechts, lateralflektiert nach links und gibt eine neue Traktion. Dies wird wiederholt, bis maximaler Effekt erreicht wird.

Anmerkung: Das Ligamentum transversum darf während der Rotation nicht belastet werden. Deshalb muss T, wenn er die Segmente einstellt um Traktion zu geben, in diesem Fall Occiput und Atlas auf der rechten Seite nach hinten schieben mit grösserer Kraft als notwendig ist, um sie auf der linken Seite nach vorne zu ziehen. Auf diese Weise kann T sich vergewissern, das der Arcus anterior atlantis gegen den Dens gepresst oder gehalten wird. Die rotierende Kraft muss immer klein sein.

54

2.1.17.2. Spezifische Entspannung-Dehnung um die Rotation nach rechts des Atlas gegenüber dem Axis mit Hilfe *der Traktion* zu vergrössern. P in Rückenlage.

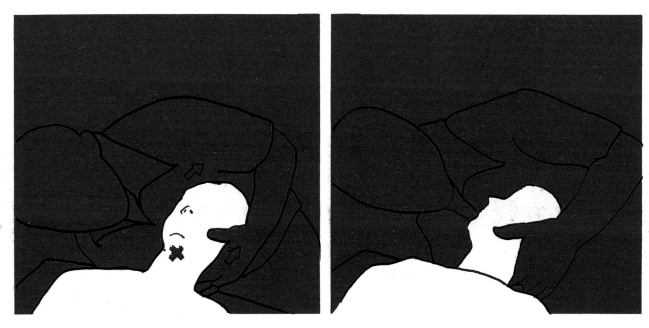

Fig 48 a. Ausgangsstellung.   Fig 48 b. Endstellung.

Ausgangsstellung: P in Rückenlage mit Axis am Ende des Tisches. T steht dem Kopfende zugewandt.

Handfassung: T fasst mit der linken Hand um Occiput mit dem Zeigefinger hinter dem Processus transversus atlantis und längs des Arcus dorsalis atlantis auf der linken Seite und hält den Kopf fest zwischen Brust und linker Hand. Axis wird fixiert mit dem Processus spinosus zwischen dem rechten Daumen und Zeigefinger des T. Atlas wird nach rechts rotiert so weit es geht, gleichzeitig wird Occiput nach links lateralflektiert gegenüber dem Atlas.

Ausführung: Mit dieser Handfassung wird Occiput-Atlas in Rechtsrotation gegenüber dem Axis geführt so weit es geht (Occiput wird nach links auf dem Atlas seitgebeugt). In dieser Stellung gibt T Traktion. Dies wird wiederholt, d.h. T erweitert die Bewegung und gibt eine neue Traktion.

Anmerkung: Das Ligamentum transversum darf während der Rotation nicht belastet werden. Deshalb muss T, wenn er die Segmente für die Traktion einstellt, in diesem Fall Occiput und Atlas auf der rechten Seite nach hinten schieben mit grösserer Kraft als notwendig ist, um Occiput und Atlas auf der linken Seite nach vorne zu ziehen. Auf diese Weise versichert sich T, dass der Arcus anterior atlantis gegen den Dens gepresst oder gehalten wird. Die rotierende Kraft muss immer sehr klein sein.

2.1.18. Entspannung-Dehnung des M sternocleidomastoideus.

M sternocleidomastoideus

Funktion: *Einseitige* Wirkung: Ventralflektiert die HWS. Lateralflektiert zur gleichen Seite und rotiert zur entgegengesetzten Seite.

Beidseitige Wirkung: a. Bei fixierter HWS in Zwischenstellung: Dorsalflexion von Occiput gegenüber Atlas.

b. Bei fixierter HWS in Zwischenstellung und mit Occiput und Atlas in Ventralflexion: Ventralflexion der HWS.

c. Mit Kopf und HWS fixiert wirkt er als ein assistierender Atemmuskel.

2.1.18.1. Entspannung-Dehnung des M sternocleidomastoideus, stark verkürzter Muskel.

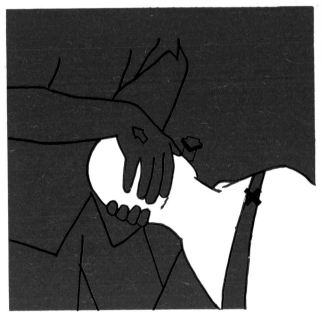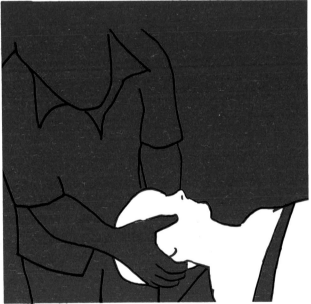

Fig 49 a. Ausgangsstellung.   Fig 49 b. Endstellung.

Ausgangsstellung: P in Rückenlage mit den Schultern am Ende des Tisches und dem Thorax durch einen Gürtel fixiert. Kopf und HWS sind ventralflektiert, nach rechts lateralflektiert und nach links rotiert. T steht dem Kopf des P zugewandt.

Handfassung: Die rechte Hand des T fasst auf der rechten Seite um den Kopf, sodass das rechte Ohr in der rechten Hand des T untergebracht ist. Die Finger fassen um den Processus mastoideus der rechten Seite. Die linke Hand des T fasst auf die gleiche Weise um die linke Seite des Kopfes.

Ausführung: Mit dieser Handfassung und bei *Traktion* werden Kopf und HWS langsam stufenweise aufgerichtet. T arbeitet meist mit der rechten Hand.

2.1.18.2. Entspannung-Dehnung des M sternocleidomastoideus, etwas verkürzter Muskel.

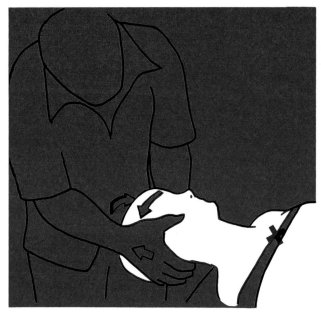 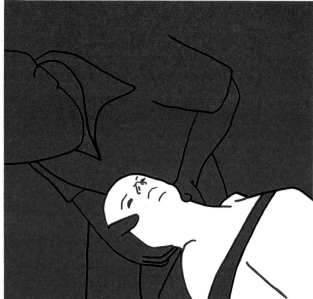

Fig 50 a. Ausgangsstellung.   Fig 50 b. Endstellung.

Ausgangsstellung: P in Rückenlage mit den Schultern am Ende des Tisches und dem Thorax durch einen Gürtel fixiert. Kopf und HWS in Mittelstellung. T steht dem Kopf des P zugewandt.

Handfassung: Die rechte Hand des T fasst auf der rechten Seite um den Kopf des P, sodass das rechte Ohr in der rechten Hand des T ruht. Die Finger fassen um den Processus mastoideus der rechten Seite. Die linke Hand des T fasst auf die gleiche Weise um die linke Seite des Kopfes.

Ausführung: Mit dieser Handfassung und bei *Traktion* wird langsam stufenweise die Rotation nach rechts und die Lateralflexion nach links vergrössert. T arbeitet meist mit der rechten Hand.

2.1.18.3. Entspannung-Dehnung des M sternocleidomastoideus, leicht verkürzter Muskel.

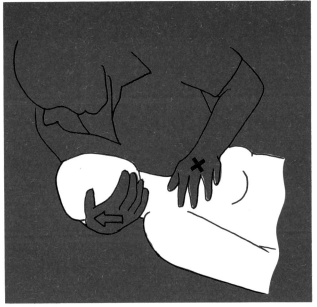 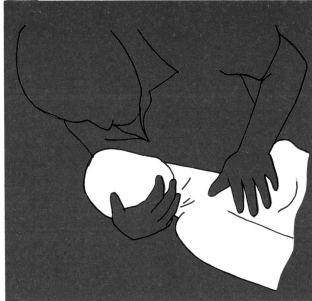

Fig 51 a. Ausgangsstellung.　　　　　　　Fig 51 b. Endstellung.

Ausgangsstellung: P in Rückenlage mit den Schultern am Ende des Tisches. Der Kopf ist ventralflektiert. Die HWS ist dorsalflektiert, nach links lateralflektiert und nach rechts rotiert. T steht dem Kopf des P zugewandt schräg von links.

Handfassung: Die rechte Hand des T fasst von der rechten Seite unter das Kinn des P. Der Kopf ruht gegen den rechten Unterarm des T. Die linke Hand des T wird über das rechte Sternoclaviculargelenk und Manubrium Sterni plaziert.

Ausführung: Beabsichtigt ist die *maximale* Dehnung des M. sternocleidomastoideus. Hierbei wird die HWS dorsalflektiert und nach rechts rotiert, Occiput und Atlas werden ventralflektiert und nach links lateralflektiert. P atmet ein und hält dagegen, und während der Ausatmung drückt T mit seiner linken Hand die rechte Clavicula und das Manubrium Sterni in kaudaler-dorsaler Richtung. Gleichzeitig gibt die rechte Hand des T und die Brust Traktion der HWS.

Anmerkung: Unterbrich die Behandlung, falls P Schwindel oder andere Beschwerden bekommt und benachrichtige den entsprechenden Facharzt! Teste immer nach de Kleijn vor der Behandlung!

Gleitender Übergang von 2.1.18.1. zu 2.1.18.3. Beginne gern mit 2.1.18.1., auch wenn es sich nur um eine geringgradige Verkürzung handelt. P erkennt dabei leichter, um welchen Muskel es sich handelt.

2.1.19. Entspannung-Dehnung der Mm scaleni.

a. M scalenus anterior und medius

Funktion: *Einseitige* Wirkung: Ventralflektieren und lateralflektieren die HWS zur gleichen Seite und rotieren zur entgegengesetzten Seite.

Beidseitige Wirkung: Ventralflektieren die HWS. Bei fixierter HWS fungieren sie als assistierende Atemmuskeln.

b. M scalenus posterior

Funktion: *Einseitige* Wirkung: Lateralflektiert und rotiert zur gleichen Seite.

Beidseitige Wirkung: Dorsalflektiert die HWS.

2.1.19.1. Entspannung-Dehnung der Mm scaleni anterior und medius.

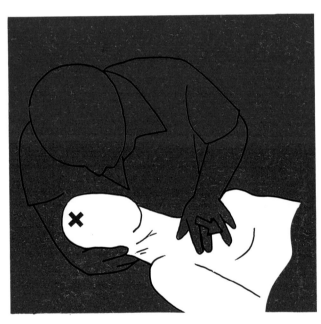 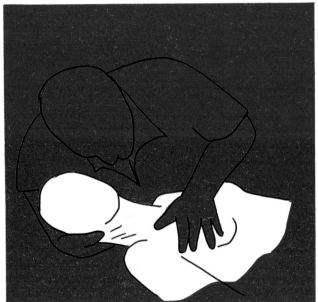

Fig 52 a. Ausgangsstellung.　　　　　　　　Fig 52 b. Endstellung.

Ausgangsstellung: P in Rückenlage mit den Schultern am Ende des Tisches. Die HWS nach links lateralflektiert, maximal nach rechts rotiert und leicht dorsalflektiert. T steht dem Kopf des P zugewandt schräg von links.

Handfassung: T fasst mit der rechten Hand um die HWS bis zur C:II und fixiert den Kopf zwischen dem rechten Unterarm und der Brust. Die linke Hand des T wird in die Fossa infraclavicularis placiert mit Thenar-Hypothenar über Costae I und II.

Ausführung: Mit dieser Handfassung gibt T mit der rechten Hand und mit Hilfe seines eigenen Körpers eine Traktion der HWS. P atmet ein und hält dagegen, und während der Ausatmung presst T mit der linken Hand Costae I und II in kaudal-dorsaler Richtung.

Anmerkung: Falls Costa I im Costotransversal- und/oder Costovertebralgelenk „blockiert" ist, muss sie mobilisiert werden.

2.1.19.2. Entspannung-Dehnung der Mm scaleni anterior und medius. Alternative Fassung.

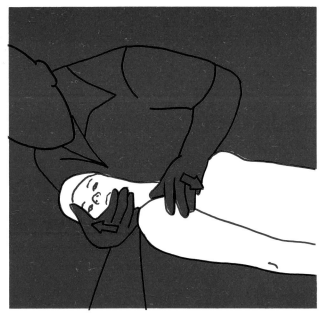 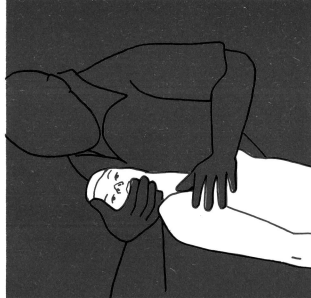

Fig 53 a. Ausgangsstellung.   Fig 53 b. Endstellung.

Ausgangsstellung: P in Rückenlage mit den Schultern am Ende des Tisches. Die HWS nach links lateralflektiert, maximal nach rechts rotiert und dorsalflektiert. T steht dem Kopf des P zugewandt schräg von links.

Handfassung: T fasst mit der rechten Hand von der rechten Seite aus unter das Kinn. Der Kopf ruht gegen den Unterarm des T. Die linke Hand des T wird in die rechte Fossa infraclavicularis placiert mit Thenar-Hypothenar über Costae I und II.

Ausführung: Mit dieser Handfassung gibt T mit der rechten Hand und mit Hilfe seines eigenen Körpers eine Traktion der HWS. P atmet ein und hält dagegen, und während der Ausatmung presst T mit der linken Hand langsam stufenweise Costae I und II in kaudal-dorsaler Richtung.

Anmerkung: Falls das Occiput ventralflektiert und nach links lateralflektiert wird, wird gleichzeitig der M sternocleidomastoideus maximal gedehnt. Falls Costa I im Costotransversal- und/oder Costovertebralgelenk „blockiert" ist, muss sie mobilisiert werden.

60

2.1.19.3. Entspannung-Dehnung des M scalenus posterior.

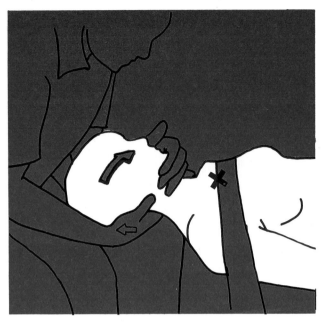 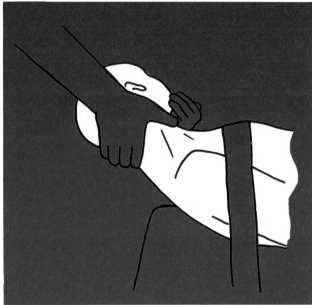

Fig 54 a. Ausgangsstellung.   Fig 54 b. Endstellung.

Ausgangsstellung: P in Rückenlage mit Kopf und Halsrücken ausserhalb des Tisches. Schultern und Thorax sind durch einen Gürtel fixiert. T steht dem Kopf des P zugewandt.

Handfassung: T fasst mit der rechten Hand um die HWS hinunter bis zu C:III. Das rechte Handgelenk-Unterarm stützt den Kopf des P. Die linke Hand fasst um das Kinn des P.

Ausführung: Mit dieser Handfassung langsam stufenweise maximale Rotation und Lateralflexion nach links sowie Ventralflexion unter *gleichzeitiger Traktion.*

2.1.20.   Entspannung-Dehnung des M subclavius.

M subclavius

Funktion: Senkt die Clavicula und stabilisiert sie bei Schulterbewegungen. Bei fixierter Schulter kann er die erste Rippe heben.

2.1.20.1.   Entspannung-Dehnung des M subclavius. P sitzt.

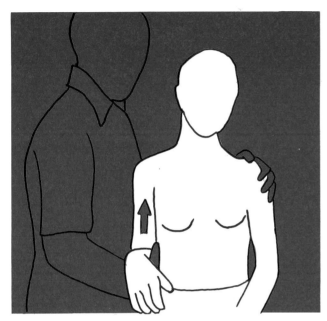
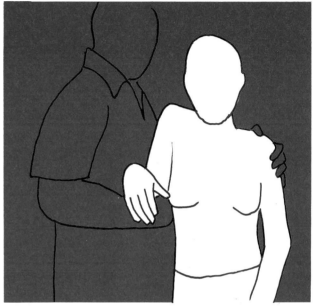

Fig 55 a. Ausgangsstellung.

Fig 55 b. Endstellung.

Ausgangsstellung: P sitzt mit dem Oberarm an der Seite und mit etwa 90° Flexion im Ellbogengelenk. Die linke Seite stützt sich gegen eine Wand oder wird vom T fixiert. T steht der rechten Seite des P zugewandt.

Handfassung: T fasst von der Unterseite mit der rechten Hand um den Ellbogen des P. Die linke Hand stützt die linke Schulter. Falls P die linke Seite gegen eine Wand stützt, kann T mit beiden Händen um den rechten Ellbogen des P fassen.

Ausführung: Mit dieser Handfassung wird der Schultergürtel des P langsam stufenweise in kranialer Richtung ,,gehoben'', wobei P ausatmet (die Rippen werden gesenkt).

Anmerkung: Siehe auch Teil I, Seite 5 und 16.

2.1.20.2. Entspannung-Dehnung des M subclavius. P in Seitenlage.

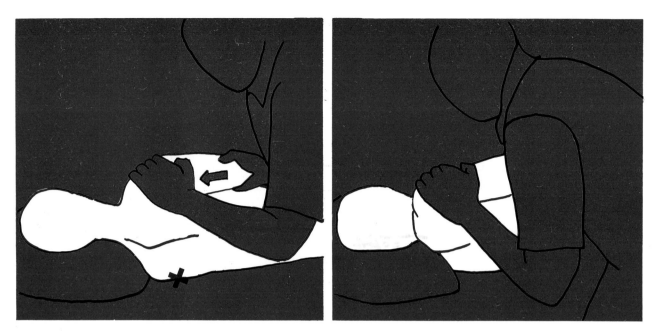

Fig 56 a. Ausgangsstellung.   Fig 56 b. Endstellung.

Ausgangsstellung: P liegt auf der linken Seite. Der rechte Arm an der Seite mit etwa 90° Flexion im Ellbogengelenk. T steht hinter dem P schräg gegenüber dem Kopf des P.

Handfassung: T fasst mit der linken Hand um den Oberarm des P und mit der rechten Hand um den Ellbogen.

Ausführung: Mit dieser Handfassung wird der Schultergürtel des P langsam stufenweise in kranialer Richtung „geschoben", während P ausatmet (die Rippen werden gesenkt).

Anmerkung: Siehe auch Teil I, Seite 5 und 16.

2.2.   **COLUMNA THORACALIS UND COSTAE:** Th:I gegenüber Th:II bis Th:XII gegenüber L:I.

2.2.1.   **Allgemeine Hinweise.**

Man muss sich immer des nahen Zusammenhanges zwischen oberer Extremität, HWS, BWS und Rippen bewusst sein. Eine Muskelverkürzung oder Dysfunktion in einer dieser Regionen kann auf die gesamte Funktion stark einwirken. Es ist deshalb unbedingt notwendig, dass bei einer Dysfunktion in der Thoracalgegend alle diese Stellen untersucht werden. Man muss auch wissen, dass Schmerzen und/oder herabgesetzte Beweglichkeit der BWS ein sekundärer Zustand von Krankheiten der inneren Organe sein kann. Solch eine Erkrankung kann wie bekannt Veränderungen der Haut, Muskeln und Gelenke verursachen. Geheilte Pleuritis kann z.B. die Ursache verbleibender Schmerzen in Thorax-BWS sein mit Hyperästhesie und verminderter Beweglichkeit im entsprechenden Segment. Diese Schmerzen können ~~momentan~~ sofort verschwinden, wenn sich die Beweglichkeit in den BWS-Rippen normalisiert.

Wenn Muskeln und andere Strukturen als Hindernisse einer Bewegung genannt werden, kann es natürlich auch so sein, dass das Gelenk die Bewegung behindert. Kontrolliere deshalb immer zuerst die Beweglichkeit in dem betreffenden Gelenk und da vor allem die Gleitbewegung.

Allgemein bei Entspannung-Dehnung gilt, dass die Segmente, die behandelt werden sollen, so eingestellt werden, dass man den grösstmöglichen Bewegungsausschlag erreicht, d.h.:

1. Bei *Ventralflexion* der BWS: Rotation und Lateralflexion zur gleichen Seite.

2. Bei *Dorsalflexion* der BWS: Rotation und Lateralflexion zur entgegengesetzten Seite.

Das Nachbarsegment kranial und kaudal des aktuellen Segmentes soll gleichzeitig in eine solche Stellung gebracht werden, dass es sich so wenig wie möglich bewegt, d.h. entgegengesetzt den oben genannten Bewegungen.

2.2.2. Unspezifische Technik bei Entspannung-Dehnung von Muskeln und anderen Strukturen, die *die Ventralflexion* der BWS behindern.

Die meisten Muskeln und anderen Strukturen auf der Dorsalseite der BWS, sowie
auch Bewegungsstarre des Brustkorbes und der Wirbelsäule, können die Bewegung behindern. Siehe Muskelschema Seite 116 und 117.

2.2.2.1. Unspezifische Entspannung-Dehnung um die Ventralflexion der BWS zu vergrössern. P sitzt.

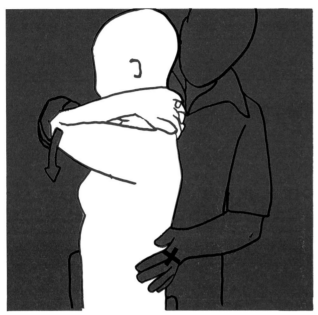 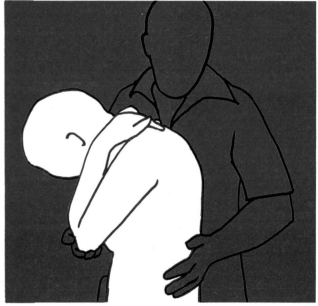

Fig 57 a. Ausgangsstellung.   Fig 57 b. Endstellung.

Ausgangsstellung: P sitzt, die LWS hinten und den Bauch vorne hinauf bis zum Rippenbogen
abgestützt. P hält die Hände im Nacken gefaltet so weit caudal wie möglich. T steht auf der
rechten Seite des P und dem P zugewandt.

Handfassung: Die rechte Hand des T liegt über den Ellbogen des P, und die linke Hand ist in der
Region L:I bis L:II plaziert.

Ausführung: Mit dieser Handfassung langsam stufenweise maximale Ventralflexion der BWS
während der Ausatmung.

2.2.2.2. Unspezifische Entspannung-Dehnung um die Ventralflexion der BWS zu vergrössern. P in Bauchlage.

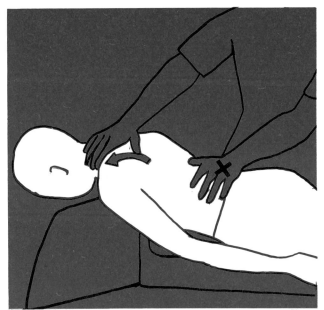 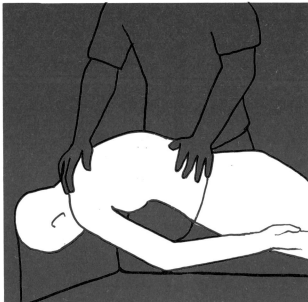

Fig 58 a. Ausgangsstellung.   Fig 58 b. Endstellung.

Ausgangsstellung: P in Bauchlage mit einem Kissen unter dem Bauch. Die Arme an den Seiten. Die LWS kann mit einem Gürtel fixiert werden. T steht auf der Seite. der rechten Seite des P zugewandt.

Handfassung: Die rechte Hand des T ist über Th:I bis Th:II plaziert, die linke Hand über L:I bis L:II.

Ausführung: Mit dieser Handfassung langsam stufenweise maximale Ventralflexion der BWS während der Ausatmung. Die rechte Hand des T drückt in ventral-kranialer Richtung und die linke Hand fixiert die Region L:I bis L:II.

2.2.3. Unspezifische Technik bei Entspannung-Dehnung von Muskeln und anderen Strukturen, die *die Ventralflexion, Rotation* und *Lateralflexion* zur *gleichen Seite* der BWS behindern.

Die meisten Muskeln und anderen Strukturen um den Rumpf sowie Bewegungsstarre des Brustkorbes und der Wirbelsäule können die Bewegung behindern. Siehe Muskelschema Seite 116.

2.2.3.1. Unspezifische Entspannung-Dehnung um die Ventralflexion, Rotation und Lateralflexion nach rechts in der BWS zu vergrössern. P sitzt.

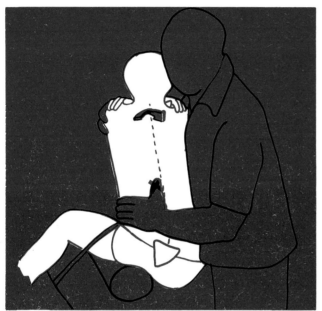 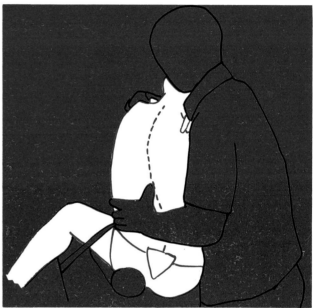

Fig 59 a. Ausgangsstellung.   Fig 59 b. Endstellung.

Ausgangsstellung: P sitzt mit der Wirbelsäule ventralflektiert und mit einem Kissen (besser wenn P auf einem Stuhl mit „dreidimensionaler" Einstellung sitzt) unter dem linken Gesäss, um eine Rotation nach links der Wirbelkörper der LWS zu bewirken. Das Becken ist mit einem Gürtel fixiert. In dieser Stellung wird die LWS verhindert nach rechts zu rotieren. P hat die Arme vor der Brust gekreuzt, die Hände fassen um die Schultern. T steht der rechten Seite des P zugewandt.

Handfassung: Die rechte Hand des T fasst von der Ventralseite her um die linke Schulter des P, und die rechte Schulter des P stützt sich gegen den Bauch-Brust des T. Die linke Hand des T stützt auf der linken Seite die Gegend L:I bis L:II.

Ausführung: Mit dieser Handfassung langsam stufenweise maximale Rotation nach rechts und Lateralflexion nach rechts während der Ausatmung. Die rechte Schulter des P wird während der Rotation und Lateralflexion nach rechts vom T kaudal-dorsal gedrückt, gleichzeitig geht die linke Schulter des P ventral-kaudal.

2.2.3.2. Unspezifische Entspannung-Dehnung um die Ventralflexion, Rotation und Lateral-flexion nach rechts der BWS zu vergrössern. P in Seitenlage.

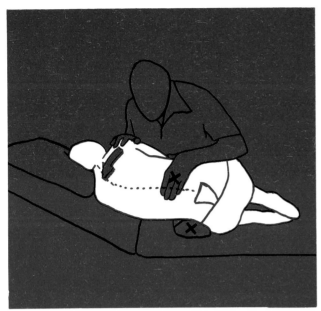 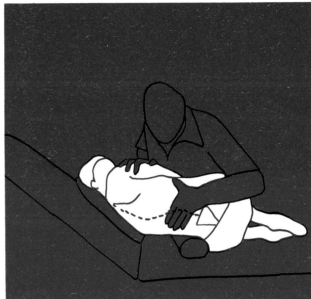

Fig 60 a. Ausgangsstellung.   Fig 60 b. Endstellung.

Ausgangsstellung: P liegt auf der linken Seite mit einem festen Kissen unter der LWS. Maxi-male Ventralflexion in der LWS, die BWS ventralflektiert und nach rechts lateralflektiert. Der linke Schultergürtel des P ist hervorgezogen. T steht dem P zugewandt.

Handfassung: Die rechte Hand des T fasst um die rechte Schulter des P, und die linke Hand des T stützt die Region L:I bis L:II.

Ausführung: Mit dieser Handfassung wird die BWS langsam stufenweise maximal nach rechts rotiert während der Ausatmung. Die rechte Schulter des P wird dorsal-kaudal gedrückt. Die Lateralflexion wird vergrössert, indem man die Unterstützung unter der linken Seite des P erhöht.

2.2.4. Spezifische Technik bei Entspannung-Dehnung von Muskeln und anderen Strukturen, die *die Ventralflexion* von Th:I gegenüber Th:II bis Th:XII gegenüber L:I behindern.

Die meisten Muskeln und anderen Strukturen der Dorsalseite der Wirbelsäule sowie auch Bewegungsstarre des Brustkorbes und der Wirbelsäule können die Bewegung behindern. Siehe Muskelschema Seite 117.

2.2.4.1. Spezifische Entspannung-Dehnung um die Ventralflexion von Th:I gegenüber Th:II zu vergrössern. P in Rückenlage.

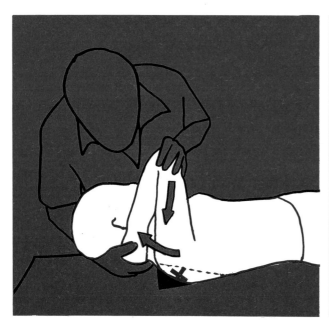
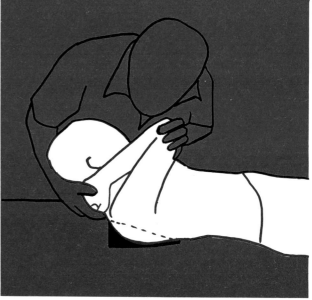

Fig 61 a. Ausgangsstellung.　　　　　Fig 61 b. Endstellung.

Ausgangsstellung: P in Rückenlage mit den Händen im Nacken gefaltet (oder über der Brust gekreuzt). Ein Keilkissen wird so plaziert, dass es den kaudal liegenden Wirbelkörper fixiert in dem Segment, das behandelt werden soll (hier Th:II). T steht auf der linken Seite des P, ihm zugewandt.

Handfassung: Die linke Hand des T fasst um den Ellbogen des P. Die rechte Hand fasst mit Zeige- und Ringfinger auf dem Processus transversis des kranial liegenden Wirbelkörpers in dem Segment, das behandelt werden soll (hier Th:I). Der Mittelfinger fasst um den Processus spinosus desselben Wirbelkörpers. Der Kopf des P ruht auf dem Unterarm des T.

Ausführung: Mit dieser Handfassung langsam stufenweise maximale Ventralflexion in dem betreffenden Segment (hier Th:I gegenüber Th:II) während der Ausatmung. Dies wird dadurch erreicht, dass die linke Hand des T mit kleinen Bewegungen in kranialer und kaudaler Richtung das Segment so einstellt, dass die Kraft das richtige Segment trifft. Der Mittelfinger der rechten Hand hilft die ganze Zeit zwischen den Processus spinosi zu testen. Während der Ausatmung werden die Oberarme in kranial-dorsaler Richtung verschoben, gleichzeitig hilft die rechte Hand des T in kranial-ventraler Richtung zu ziehen.

Anmerkung: Je weiter kaudal man in der BWS kommt — sowohl in Ventral- als auch Dorsalflexion — desto mehr aufgerichtet muss der P sitzen/liegen, damit die Wirkung aufgrund der Schwere des P im Segment nicht zu gross wird. Falls P Schmerzen in den Schultern, eventuell Ellbogen hat, kann T mit der linken Hand-Arm gemäss Fig. 71 fassen.

2.2.4.2. Spezifische Entspannung-Dehnung um die Ventralflexion von Th:I gegenüber Th:II zu vergrössern. P in Bauchlage.

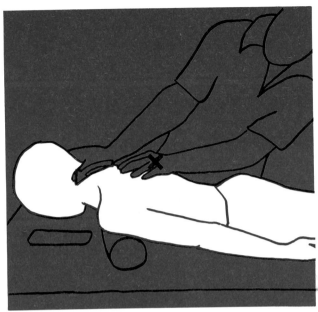 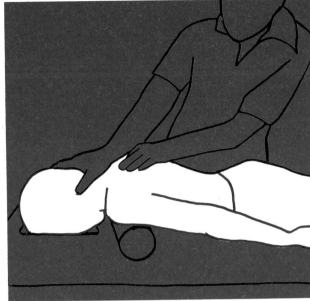

Fig 62 a. Ausgangsstellung. Fig 62 b. Endstellung.

Ausgangsstellung: P in Bauchlage. T steht auf der rechten Seite des P, dem Kopf des P zugewandt. P hat ein Kissen unter dem Brustkorb etwas kaudal der Rippen, die zum Segment gehören, das behandelt werden soll.

Handfassung: T hält die rechte Hand auf dem Processus transversus von Th:I. Die Hand wird so angelegt, dass der Thenar auf dem einen und der Hypothenar auf dem anderen Processus transversus zu liegen kommt. Wenn die Hand des T zu klein ist, kann sie gegen den Processus spinosus gehalten werden. Die linke Hand fixiert Th:II.

Ausführung: Mit dieser Handfassung langsam stufenweise maximale Ventralflexion während der Ausatmung. Die rechte Hand des T schiebt in kranial-ventraler Richtung.

Anmerkung: Die Technik ist dieselbe in der ganzen BWS. T führt nur das Kissen und die Hände weiter kaudal. Es kann da notwendig werden, das Kopfende des Tisches zu senken.

2.2.5. Spezifische Technik bei Entspannung-Dehnung von Muskeln und anderen Strukturen, die *die Ventralflexion, Rotation* und *Lateralflexion* zur *gleichen Seite* von Th:I gegenüber Th:II bis Th:XII gegenüber L:I behindern.

Die meisten Muskeln und anderen Strukturen des Körpers sowie auch Bewegungsstarre im Brustkorb und Wirbelsäule können die Bewegung behindern. Siehe Muskelschema Seite 116 und 117.

2.2.5.1. Spezifische Entspannung-Dehnung um die Ventralflexion, Rotation und Lateralflexion nach rechts von Th:I gegenüber Th:II bis Th:XII gegenüber L:I zu vergrössern. P sitzt.

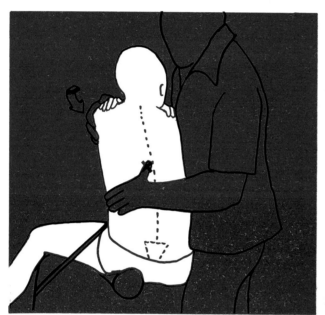 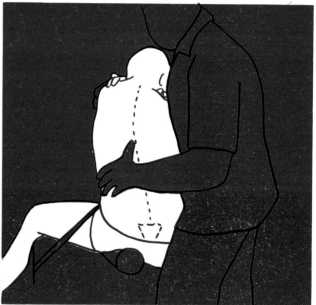

Fig 63 a. Ausgangsstellung.   Fig 63 b. Endstellung.

Ausgangsstellung: P sitzt entweder in Grätschstellung oder quer über dem Tisch, das Becken mit einem Gürtel fixiert (besser wenn P auf einem Stuhl mit „dreidimensionaler" Einstellung sitzt). P sitzt mit der Wirbelsäule ventralflektiert und hat ein Kissen unter dem linken Gesäss, so plaziert und angepasst, dass eine Lateralflexion nach links in der LWS und BWS hinauf bis zum Segment entsteht, das kaudal von dem zu behandelnden Segment liegt. Diese Stellung verhindert, dass die LWS und BWS hinauf bis zu diesem Segment nach rechts rotieren. P hat die Arme über der Brust gekreuzt. Die Hände fassen um die Schultern. T steht der rechten Seite des P zugewandt.

Handfassung: Die rechte Hand des T fasst von der Ventralseite her um die linke Schulter des P oder um die linke Seite des Thorax bis zu der Rippe, die zu dem kranial liegenden Wirbelkörper des zu behandelnden Segmentes gehören. Die rechte Schulter des P stützt sich gegen Bauch-Brust des T. Die linke Hand des T fixiert den kaudal liegenden Wirbelkörper in dem zu behandelnden Segment, entweder dadurch, dass die Hand quer über die Processus transversi gelegt wird oder dadurch, dass die Radialseite des Zeigefingers entlang der Rippe, die dem kaudal liegenden Wirbelkörper in dem zu behandelnden Segment zugehört. Der Daumen stützt die linke Seite des Processus spinosus des kaudal liegenden Wirbelkörpers in dem aktuellen Segment. Der Rest der Hand ruht gegen den Thorax des P.

Ausführung: Mit dieser Handfassung und während der Ausatmung langsam stufenweise maximale Ventralflexion, Rotation und Lateralflexion nach rechts in dem Segment, das behandelt werden soll. Die linke Schulter des P soll ventral-kranial geführt werden und die rechte Schulter dorsal-kaudal.

2.2.5.2. Spezifische Entspannung-Dehnung um die Ventralflexion, Rotation und Lateralflexion nach rechts von Th:I gegenüber Th:II bis Th:XII gegenüber L:I zu vergrössern. P in Seitenlage.

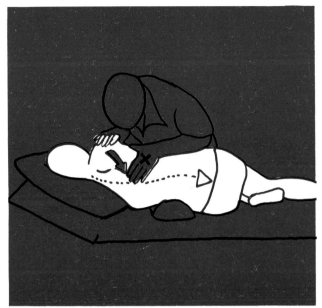

Fig 64 a. Ausgangsstellung.

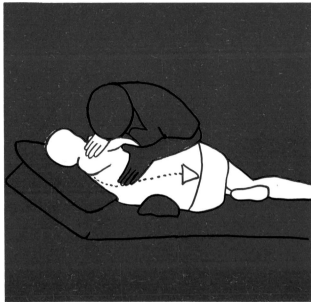

Fig 64 b. Endstellung.

Ausgangsstellung: P liegt auf der linken Seite. Das rechte Bein ist im Hüft- und Kniegelenk extendiert, das linke Bein im Hüftgelenk etwa 90° flektiert und mit dem Fuss in der rechten Kniekehle. Ventralflexion in der LWS und BWS mit einem Kissen unter der linken Seite der Lumbalgegend. Das Kissen wird so placiert, dass P eine Lateralflexion nach links in der LWS und BWS erhält hinauf bis zu dem Segment, das kaudal von dem zu behandelnden Segment liegt. Die linke Schulter des P wird in ventraler Richtung gezogen. T steht der Ventralseite des P gegenüber. Das Kopfende des Tisches wird schräg gestellt, sodass die BWS des P eine Lateralflexion nach rechts erhält hinab bis zu dem zu behandelnden Segment.

Handfassung: Die linke Hand des T stabilisiert ~~hinab~~ *hinauf* bis zu dem Segment, das behandelt werden soll, und fixiert den kaudal liegenden Wirbelkörper. Gleichzeitig kontrolliert der Zeigefinger, dass die Bewegung im richtigen Segment geschieht. Die rechte Hand des T fasst um die rechte Schulter des P.

Ausführung: Mit dieser Handfassung wird der kraniale Teil der BWS nach rechts rotiert zusammen mit dem kranial gelegenen Wirbelkörper in dem zu behandelnden Segment. Die Lateralflexion nach rechts wird langsam stufenweise erhöht je nachdem die Rotation grösser wird, wenn T den Tisch unter der Schulter des P anhebt. Die rechte Schulter des P wird dorsal und kaudal geschoben.

2.2.6. Unspezifische Technik bei Entspannung-Dehnung von Muskeln und anderen Strukturen, die *die Dorsalflexion* der BWS behindern.

Die meisten Muskeln und anderen Strukturen auf der Ventralseite der Wirbelsäule hinab bis zum Becken sowie auch Bewegungsstarre im Brustkorb und der Wirbelsäule können die Bewegung behindern. Siehe Muskelschema Seite 116 und 117.

2.2.6.1. Unspezifische Entspannung-Dehnung um die Dorsalflexion von Th:I gegenüber Th:II bis Th:XII gegenüber L:I zu vergrössern. P sitzt.

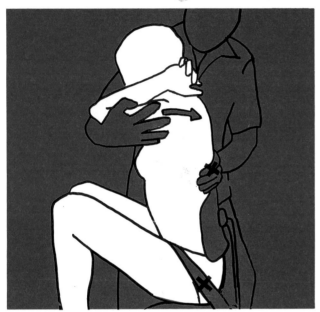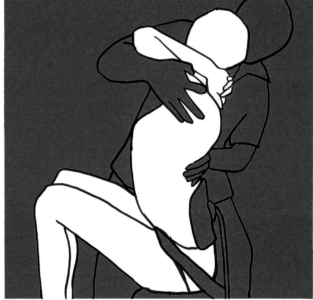

Fig 65 a. Ausgangsstellung.   Fig 65 b. Endstellung.

Ausgangsstellung: P sitzt mit Unterstützung der Lumbalregion. Das Becken ist mit einem Gürtel fixiert. Flexion im Knie- und Hüftgelenk, sodass die Lordose ausgerichtet wird. Die Hände sind im Nacken gefaltet über der C-Th-Gegend. T steht der rechten Seite des P zugewandt.

Handfassung: T fasst mit dem rechten Arm um die Ellbogen und Oberarme des P. Die linke Hand stützt die untere Th-Region.

Ausführung: Mit dieser Handfassung langsam stufenweise maximale Dorsalflexion während der Ausatmung. T drückt die Oberarme in dorsal-kranialer Richtung.

2.2.6.2. Unspezifische Entspannung-Dehnung um die Dorsalflexion von Th:I gegenüber Th:II bis Th:XII gegenüber L:I zu vergrössern. P sitzt. Alternative Fassung.

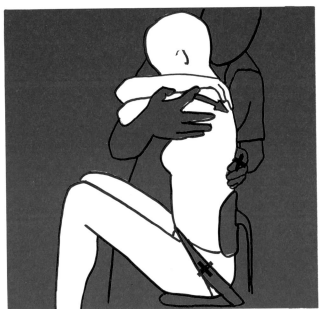 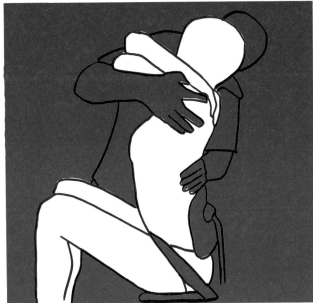

Fig 66 a. Ausgangsstellung.   Fig 66 b. Endstellung.

Ausgangsstellung: P sitzt mit Unterstützung der Lumbalregion. Das Becken ist mit einem Gürtel fixiert. Flexion im Knie- und Hüftgelenk, sodass die Lordose ausgerichtet wird. Die Arme sind über der Brust gekreuzt, die Hände stützen den C-Th-Übergang. T steht der rechten Seite des P zugewandt.

Handfassung: T fasst mit dem rechten Arm um die Ellenbogen und Oberarme des P. Die linke Hand stützt die untere Th-Region.

Ausführung: Mit dieser Handfassung langsam stufenweise maximale Dorsalflexion während der Ausatmung. T drückt die Oberarme in dorsal-kranialer Richtung.

2.2.6.3. Unspezifische Entspannung-Dehnung um die Dorsalflexion von Th:I gegenüber Th:II bis Th:XII gegenüber L:I zu vergrössern. P in Rückenlage.

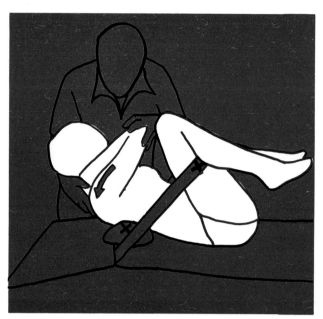 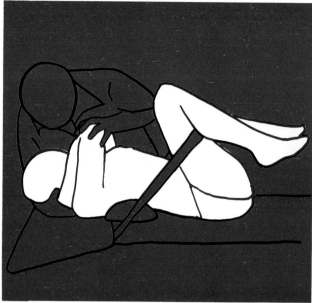

Fig 67 a. Ausgangsstellung.   Fig 67 b. Endstellung.

Ausgangsstellung: P in Rückenlage. Ein festes Kissen ist unter dem Thorax plaziert. Maximale Flexion in Knie- und Hüftgelenken, sodass die Lordose ausgerichtet wird. Die Stellung wird mit einem Gürtel fixiert. Es kann notwendig sein, das Kopfende des Tisches unter die Horizontalebene zu senken. Die Hände sind im Nacken über der C-Th-Region gefaltet. T steht der linken Seite des P zugewandt.

Handfassung: T fasst mit der linken Hand um die Ellenbogen des P und die rechte Hand wird unter die obere BWS gelegt. Der rechte Unterarm stützt den Kopf des P.

Ausführung: Mit dieser Handfassung gradweise maximale Dorsalflexion während der Ausatmung und mit Hilfe der Schwere des P. Um die Wirkung eventuell zu verstärken,kann T die Ellenbogen des P in dorsal-kranialer Richtung drücken. Die rechte Hand, die unter Kopf, Nacken und Schultern stützt, hilft mit bei der Bewegung.

Anmerkung: Falls P Schmerzen hat, kann es notwendig sein, dass nicht die ganze Schwere des P wirkt, sondern T muss dagegenhalten.

2.2.6.4. Unspezifische Entspannung-Dehnung um die Dorsalflexion von Th:I gegenüber Th:II bis Th:XII gegenüber L:I zu vergrössern. P in Rückenlage. Alternative Fassung.

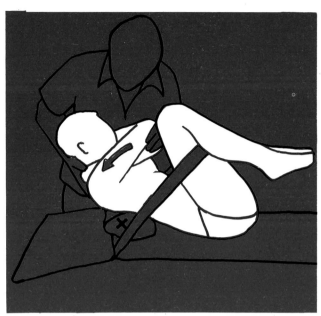 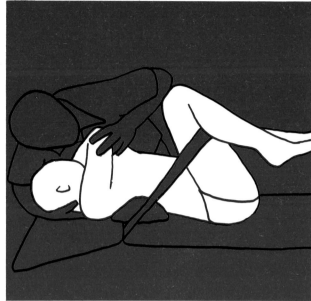

Fig 68 a. Ausgangsstellung.

Fig 68 b. Endstellung.

Ausgangsstellung: P in Rückenlage. Ein festes Kissen ist unter dem Thorax placiert. Maximale Flexion in Knie- und Hüftgelenken, sodass die Lordose ausgerichtet wird. Die Stellung ist mit einem Gürtel fixiert. Die Arme sind über der Brust gekreuzt und die Hände stützen im C-Th-Übergang. T steht der linken Seite des P zugewandt.

Handfassung: T fasst mit der linken Hand um die Ellenbogen des P, die rechte Hand wird unter die obere BWS gelegt. Der rechte Unterarm stützt den Kopf des P.

Ausführung: Mit dieser Handfassung langsam stufenweise maximale Dorsalflexion während der Ausatmung und mit Hilfe der Schwere des P. Um die Wirkung eventuell zu verstärken, kann T die Ellenbogen des P in dorsal-kranialer Richtung drücken. Die rechte Hand, die Kopf, Nacken und Schultern stützt, hilft mit bei der Bewegung.

Anmerkung: Falls P Schmerzen hat, kann es notwendig sein, dass nicht die ganze Schwere des P wirkt, sondern T muss dagegenhalten.

2.2.7. Unspezifische Technik bei Entspannung-Dehnung von Muskeln und anderen Strukturen, die *die Dorsalflexion, Rotation* zur *gleichen Seite* und *Lateralflexion* zur *entgegengesetzten Seite* der BWS behindern.

Die meisten Muskeln und anderen Strukturen des Rumpfes sowie Bewegungsstarre in dem Brustkorb und der Wirbelsäule können die Bewegung behindern. Siehe Muskelschema Seite 116 und 117.

2.2.7.1. Unspezifische Entspannung-Dehnung um die Dorsalflexion, Rotation nach rechts und Lateralflexion nach links von Th:I gegenüber Th:II bis Th:XII gegenüber L:I zu vergrössern. P sitzt.

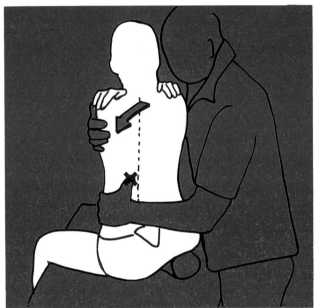 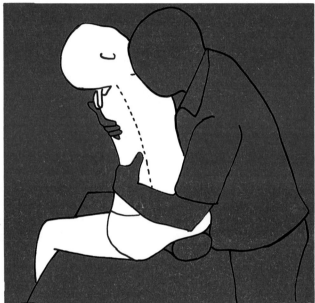

Fig 69 a. Ausgangsstellung.   Fig 69 b. Endstellung.

Ausgangsstellung: P sitzt mit der Wirbelsäule dorsalflektiert und mit einem Kissen unter dem rechten Gesäss, damit die LWS nach links rotiert. Die Arme des P sind über der Brust gekreuzt, die Hände fassen um die Schultern. T steht gegenüber der rechten Seite des P.

Handfassung: T führt seinen rechten Arm von der Ventralseite unter die Arme des P und die rechte Hand fasst um die linke Schulter des P. Die linke Hand des T stützt die Gegend L:I-L:II auf der linken Seite.

Ausführung: Mit dieser Handfassung langsam stufenweise maximale Rotation nach rechts und Lateralflexion nach links in der BWS während der Ausatmung. Die rechte Schulter des P wird kranial-dorsal verschoben und die linke Schulter ventral-kaudal.

2.2.7.2. Unspezifische Entspannung-Dehnung um die Dorsalflexion, Rotation nach rechts und Lateralflexion nach links von Th:I gegenüber Th:II bis Th:XII gegenüber L:I zu vergrössern. P in Seitenlage.

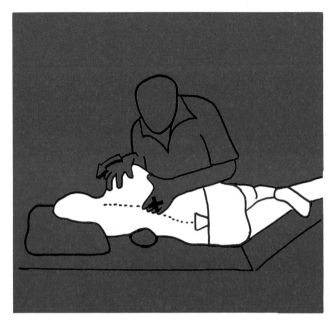 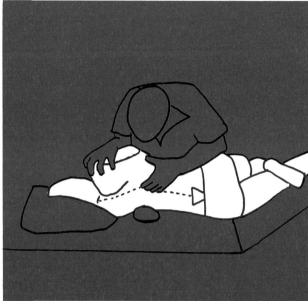

Fig 70 a. Ausgangsstellung.   Fig 70 b. Endstellung.

Ausgangsstellung: P liegt auf der linken Seite mit Dorsalflexion in der LWS. Das Fussende des Tisches ist erhöht, sodass eine Lateralflexion nach rechts in der LWS des P zustande kommt. Dies bewirkt eine Rotation nach links der Wirbelkörper der LWS. Ein festes Kissen liegt unter dem Brustkorb. Das linke Bein ist im Hüft- und Kniegelenk extendiert, das rechte Bein ist etwa 90° im Hüftgelenk flektiert mit dem Fuss in der linken Kniekehle. T steht dem P zugewandt.

Handfassung: T fasst mit der rechten Hand um die rechte Schulter des P. Die linke Hand des T stützt die Gegend L:I-L:II auf der rechten Seite.

Ausführung: Mit dieser Handfassung langsam stufenweise maximale Rotation nach rechts in der BWS während der Ausatmung. Die Lateralflexion nach links in der BWS wird dadurch gradweise vergrössert, dass man ein grösseres Kissen verwendet und den Tisch am Kopfende senkt. Die rechte Schulter des P wird in dorsal-kranialer Richtung verschoben.

2.2.8. Spezifische Technik bei Entspannung-Dehnung von Muskeln und anderen Strukturen, die *die Dorsalflexion* von Th:I gegenüber Th:II bis Th:XII gegenüber L:I behindern.

Die meisten Muskeln und anderen Strukturen auf der Ventralseite der Wirbelsäule bis zum Becken hinunter sowie Bewegungsstarre in der Wirbelsäule und dem Brustkorb können die Bewegung behindern. Siehe Muskelschema Seite 116 und 117.

2.2.8.1. Spezifische Entspannung-Dehnung um die Dorsalflexion von Th:I gegenüber Th:II bis Th:XII gegenüber L:I zu vergrössern. P sitzt.

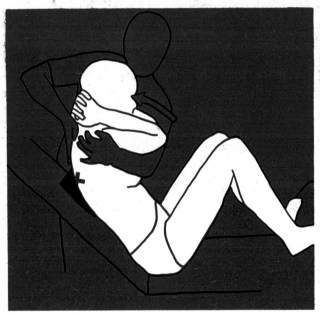 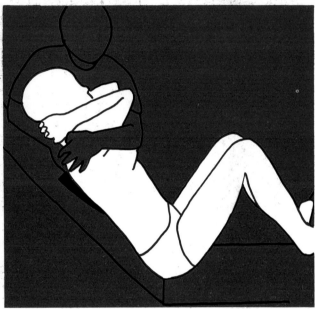

Fig 71 a. Ausgangsstellung.   Fig 71 b. Endstellung.

Ausgangsstellung: P sitzt mit flektierten Knie- und Hüftgelenken, sodass die Lordose in der LWS ausgerichtet wird. Das Fussende des Tisches ist entsprechend hoch gestellt. Ein Keilkissen liegt unter dem Brustrücken, sodass es die Processus transversi des kaudal gelegenen Wirbelkörpers in dem zu behandelnden Segment stützt. Die Hände sind im Nacken gefaltet und die Arme über der Brust gekreuzt. T steht der linken Seite des P gegenüber.

Handfassung: T führt seinen linken Arm von der Ventralseite unter die Arme des P und fasst um die rechte Schulter des P. T legt die Zeige- und Ringfingerspitzen seiner rechten Hand auf die Processus transversi des kranial liegenden Wirbelkörpers in dem Segment, das behandelt werden soll. Bei Behandlung der oberen BWS kann der Kopf des P gegen den Unterarm des T ruhen.

Ausführung: Die linke Hand-Arm des T stellt mit kleinen Bewegungen des Brustkorbes des P in ventraler und dorsaler Richtung das Segment ein, das behandelt werden soll. Der rechte Mittelfinger des T palpiert und kontrolliert, dass das richtige Segment eingestellt wird. Wenn T die richtige Einstellung gefunden hat, hält er diese Fassung und schiebt den Brustkorb des P in dorsal-kaudaler Richtung. Der rechte Mittelfinger palpiert, dass die Bewegung im richtigen Segment geschieht.

Anmerkung: Die Winkelstellung des Tisches kann je nach Bedarf geändert werden. Je grössere Kraft verwendet werden soll, desto kleiner muss der Winkel des Tisches eingestellt werden.

2.2.8.2.   Spezifische Entspannung-Dehnung um die Dorsalflexion von Th:I gegenüber Th:II bis Th:XII gegenüber L:I zu vergrössern. P in Rückenlage.

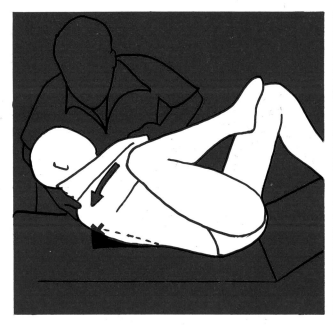 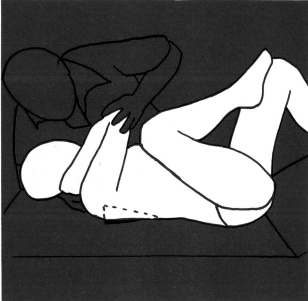

Fig 72 a. Ausgangsstellung.   Fig 72 b. Endstellung.

Ausgangsstellung: P in Rückenlage mit den Händen am Nacken gefaltet oder mit den Armen über der Brust gekreuzt. Ein Keilkissen wird so unter den P gelegt, dass es die Processus transversi des kaudal gelegenen Wirbelkörpers in dem zu behandelnden Segment fixiert. Das linke Hüft- und Kniegelenk des P flektiert, die Fussohle gegen den Tisch. Das rechte Bein des P maximal flektiert im Hüftgelenk und die Fussohle gegen das linke Knie um die Lordose auszurichten. T steht auf der linken Seite des P.

Handfassung: Die linke Hand des T fasst um die Ellbogen des P. Mit den Zeige- und Ringfingerspitzen seiner rechten Hand fasst T die Processus transversi des kranial liegenden Wirbelkörpers in dem Segment, das behandelt werden soll. Mit der Mittelfingerspitze fasst T den Processus spinosus desselben Wirbelkörpers.

Ausführung: Mit dieser Handfassung langsam stufenweise maximale Dorsalflexion in dem betreffenden Segment während der Ausatmung. Dies wird dadurch erreicht, dass die linke Hand des T mit kleinen Bewegungen in kranialer und kaudaler Richtung das Segment einstellt, sodass die Kraft das richtige Segment trifft. Der Mittelfinger der rechten Hand testet die ganze Zeit zwischen den Processus spinosi. Während der Entspannung-Dehnung schiebt T die Oberarme des P in kranial-dorsaler Richtung, gleichzeitig zieht er mit seiner rechten Hand in kranial-dorsaler Richtung.

Anmerkung: Je weiter caudal man in der BWS kommt — in Ventral- sowie in Dorsalflexion — um so mehr aufrecht muss P sitzen/liegen, damit die Schwere des P nicht zu stark auf das Segment einwirken soll. Bei Schmerzen in den Schultern oder Ellbogen des P kann T mit der linken Hand-Arm nach Fig. 71 fassen.

80

2.2.9. Spezifische Technik bei Entspannung-Dehnung von Muskeln und anderen Strukturen, die *die Dorsalflexion, Rotation* zur *gleichen Seite* und *Lateralflexion* zur *entgegengesetzten Seite* von Th:I gegenüber Th:II bis Th:XII gegenüber L:I behindern.

Die meisten Muskeln und anderen Strukturen des Rumpfes als auch Bewegungsstarre in dem Brustkorb und Wirbelsäule können die Bewegung behindern. Siehe Muskelschema Seite 116 und 117.

2.2.9.1. Spezifische Entspannung-Dehnung um die Dorsalflexion, Rotation nach rechts und Lateralflexion nach links von Th:I gegenüber Th:II bis Th:XII gegenüber L:I zu vergrössern. P sitzt.

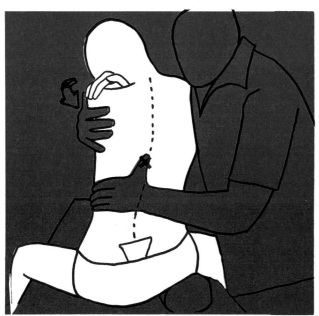 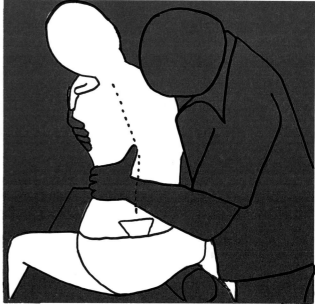

Fig 73 a. Ausgangsstellung.   Fig 73 b. Endstellung.

Ausgangsstellung: P sitzt entweder im Spreizsitz oder quer über den Tisch, das Becken mit einem Gürtel fixiert (besser wenn P auf einem Stuhl mit dreidimensionaler Einstellung sitzt und das Becken mit einem Gürtel fixiert ist). P sitzt mit der Wirbelsäule dorsalflektiert und hat ein Kissen unter dem rechten Gesäss, damit die Wirbelkörper der LWS nach links rotieren. Die Arme des P sind über der Brust gekreuzt. Die Hände fassen um die Schultern. T steht dem P gegenüber auf der rechten Seite.

Handfassung: Der rechte Arm des T fasst von der Ventralseite her unter die Arme und Hände des P und um die linke Schulter herum oder um die linke Seite des Brustkorbes bis zur Rippe des kranial liegenden Wirbelkörpers in dem Segment, das behandelt werden soll. Die linke Hand des T fixiert den kaudalen Wirbelkörper im Segment, entweder dadurch, dass die Hand quer über die Processus transversi gelegt wird oder dadurch, dass die Radialseite des Zeigefingers entlang der Rippe gelegt wird, die zum kaudal liegenden Wirbelkörper im betreffenden Segment gehört. Der Daumen stützt sich gegen die linke Seite des Processus spinosus des kaudalen Wirbelkörpers im Segment. Die übrige Hand liegt dem Brustkorb des P an. Mit der linken Hand stellt T die Lateralflexion nach rechts in der LWS und eventuell in der BWS bis zum gewünschten Niveau ein. Mit der rechten Hand wird die Lateralflexion nach links geregelt und die Dorsalflexion von dem kranial gelegenen Wirbelkörper in dem zu behandelnden Segment und den restlichen kranial gelegenen Wirbelkörpern der BWS.

Ausführung: Mit dieser Handfassung und während der Ausatmung langsam stufenweise maximale Dorsalflexion, Rotation nach rechts und Lateralflexion nach links in dem Segment, das behandelt werden soll. Die linke Schulter des P wird ventral-kaudal verschoben und die rechte Schulter dorsal kranial.

2.2.9.2. Spezifische Entspannung-Dehnung um die Dorsalflexion, Rotation nach rechts und Lateralflexion nach links von Th:I gegenüber Th:II bis Th:XII gegenüber L:I zu vergrössern. P in Seitenlage.

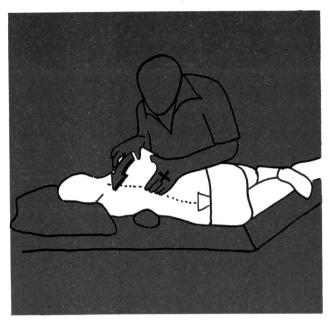

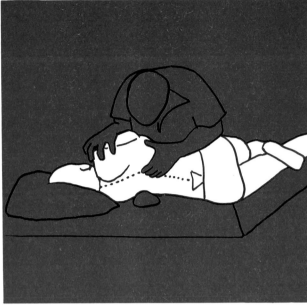

Fig 74 a. Ausgangsstellung.   Fig 74 b. Endstellung.

Ausgangsstellung: P liegt auf der rechten Seite mit Dorsalflexion der gesamten Wirbelsäule. Das linke Bein ist im Hüft- und Kniegelenk extendiert. Das rechte Bein etwa 90° im Hüftgelenk flektiert, der Fuss in der linken Kniekehle. Das Fussende des Tisches ist angehoben, damit eine Dorsalflexion nach rechts in der LWS und BWS erreicht wird bis zu dem Segment, das kaudal von dem zu behandelnden Segment liegt. Die Absicht ist, dass die Wirbelkörper der LWS und eventuell der BWS nach links rotieren sollen, sodass sie nicht mitfolgen bei der Rotation nach rechts während der Behandlung der BWS. Um den Teil der BWS, der kranial von dem zu behandelnden Segment liegt, in Lateralflexion nach links einzustellen, verwendet man ein Kissen, das unter die linke Seite des Thorax gelegt wird. Eventuell Abstützung des Kopfes. T steht der Frontalseite des P gegenüber.

Handfassung: Die linke Hand des T fasst mit den drei ulnaren Fingern um die Processus spinosi des kaudal liegenden Wirbelkörpers und um die kaudal davon liegenden Wirbelkörper in dem Segment, das behandelt werden soll. Der Zeigefinger palpiert, dass die Bewegung im richtigen Segment geschieht. Die Hand und der Unterarm liegen entlang der Rippe des entsprechenden Wirbelkörpers. Die rechte Hand des T umfasst die rechte Schulter des P oder wird auf die Vorderseite des Thorax gelegt mit Daumen und Thenar entlang der Rippe, die dem kranial gelegenen Wirbelkörper des zu behandelnden Segmentes entspricht.

Ausführung: Mit dieser Handfassung langsam stufenweise maximale Rotation nach rechts während der Ausatmung. Die Lateralflexion nach links im Segment wird gradweise vergrössert, indem man ein grösseres Kissen unter den Thorax legt oder indem man das Kopfende des Tisches senkt. Die rechte Schulter des P wird in dorsal-kranialer Richtung verschoben.

2.2.10. Spezifische Technik bei Entspannung-Dehnung von Muskeln und anderen Strukturen, die die Beweglichkeit zwischen *Costae II-IV* behindern.

Die meisten Muskeln und anderen Strukturen zwischen den Rippen und des ganzen
Thorax als auch Bewegungsstarre im Thorax und in der Wirbelsäule können die
Bewegung behindern. Auch Muskeln und andere Strukturen, die zur oberen Extremität gehen. Die Rippengelenke müssen kontrolliert und eventuell vor der Dehnung
mobilisiert werden. Siehe Muskelschema Seite 105, 116 und 117.

2.2.10.1. Spezifische Entspannung-Dehnung um die Beweglichkeit zwischen Rippe II-IV
während der *Inspiration* zu vergrössern. Beispiel: Die dritte Rippe rechts bewegt
sich nicht während der Inspiration und ist blockiert gegenüber Rippe IV. P in
Rückenlage.

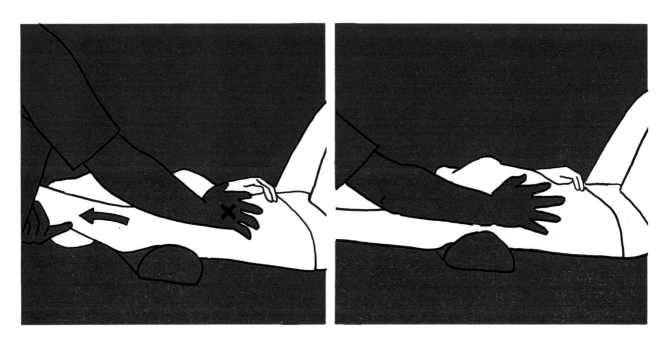

Fig 75 a. Ausgangsstellung.   Fig 75 b. Endstellung.

Ausgangsstellung: P in Rückenlage. T steht schräg gegenüber der rechten Seite des P.
Entsprechendes Kissen unter dem Thorax, sodass eine maximale Dorsalflexion der BWS erreicht wird.

Handfassung: T hält die rechte Hand-Unterarm des P zwischen seinem linken Oberarm und
Thorax. Mit der linken Hand fasst er um den Oberarm des P. Die Radialseite des rechten
Daumens und Thenars des T wird gegen die Rippe IV angelegt.

Ausführung: Mit dieser Handfassung presst T die Rippe IV in kaudaler Richtung und stabilisiert
sie in dieser Stellung. P atmet ein und hält dagegen, und während der Ausatmung zieht T den
rechten Arm, Schultergürtel und die Rippe III in kranialer Richtung.

Anmerkung: Die gleiche Technik kann bei eingeschränkter Bewegung sowohl während der
Inspiration als auch der Exspiration angewendet werden.

2.2.11. Spezifische Technik bei Entspannung-Dehnung von Muskeln und anderen Strukturen, die die Beweglichkeit zwischen *Rippe IV-XII* behindern.

Die meisten Muskeln und anderen Strukturen zwischen den Rippen und des ganzen Thorax als auch Bewegungsstarre im Thorax und der Wirbelsäule können die Bewegung behindern. Auch Muskeln und andere Strukturen, die zur oberen Extremität gehen. Die Rippen müssen kontrolliert, eventuell vor der Dehnung mobilisiert werden. Siehe Muskelschema Seite 105, 116 und 117.

2.2.11.1. Spezifische Entspannung-Dehnung um die Beweglichkeit zwischen den Rippen VII und VIII während der *Exspiration* zu vergrössern. Beispiel: Rippe VIII der rechten Seite bewegt sich nicht während der Exspiration und ist blockiert gegenüber Rippe VII. P in linker Seitenlage.

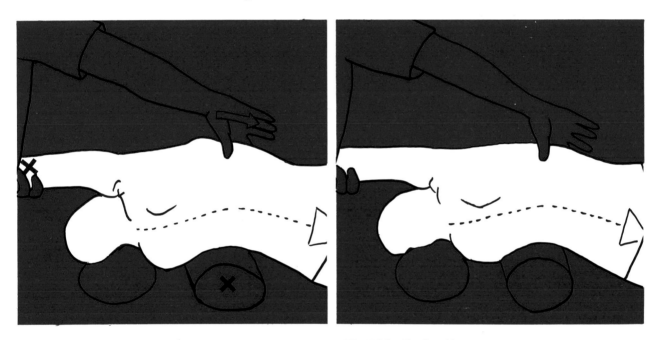

Fig 76 a. Ausgangsstellung.   Fig 76 b. Endstellung.

Ausgangsstellung: P liegt auf der linken Seite bei maximaler Lateralflexion nach links der BWS. Dies erreicht man durch ein entsprechendes Kissen. T steht am Kopfende gegenüber dem Kopf und Nacken des P.

Handfassung: T legt die rechte Hand-Unterarm des P zwischen seinen linken Oberarm und Brustkorb. Die linke Hand fasst um den Oberarm des P. T legt die Radialseite des rechten Daumens und Thenars oder die Radialseite des Zeigefingers und die Ulnarseite des Daumens entlang Rippe VIII.

Ausführung: Mit dieser Handfassung zieht T den rechten Arm, Schultergürtel und die Rippe VII in kranialer Richtung, während P einatmet und dagegenhält. Während der Ausatmung drückt T die Rippe VIII langsam stufenweise maximal in kaudaler Richtung (maximale Exspirationsstellung).

Anmerkung: Die gleiche Technik kann bei eingeschränkter Bewegung während sowohl Inspiration als auch Exspiration, angewendet werden.

84

2.3. COLUMNA LUMBALIS: L:I gegenüber L:II bis L:V gegenüber S:I.

2.3.1. Allgemeine Hinweise

Bei Entspannung-Dehnung werden hier Behandlungstechniken verwendet mit dem P in liegender Stellung, um die Belastung der Zwischenwirbelscheibe so niedrig wie möglich zu halten. Natürlich kann genau wie in der BWS auch hier der P im Sitzen mit fixiertem Becken behandelt werden, jedoch werden diese Techniken hier nicht beschrieben.

Für Entspannung-Dehnung gilt allgemein, dass das oder die Segmente, die behandelt werden sollen, auf die Weise eingestellt werden, dass man den grösstmöglichen Bewegungsausschlag erreicht, d.h.:

1. Bei *Ventralflexion* der LWS: Rotation und Lateralflexion zur gleichen Seite.

2. Bei *Dorsalflexion* der LWS: Rotation und Lateralflexion zur *entgegengesetzten Seite.*

Die Nachbarsegmente kranial und kaudal vom aktuellen Segment müssen gleichzeitig so eingestellt werden, dass sie sich so wenig wie möglich bewegen, d.h. entgegengesetzt den oben erwähnten Bewegungen.

2.3.2. Unspezifische Technik bei Entspannung-Dehnung von Muskeln und anderen Strukturen, die *die Ventralflexion* der LWS behindern.

Die meisten Muskeln und anderen Strukturen der Dorsalseite der LWS sowie auch Bewegungsstarre der Wirbelsäule können die Bewegung behindern. Siehe Muskelschema Seite 116.

2.3.2.1. Unspezifische Entspannung-Dehnung um die Ventralflexion von L:I gegenüber L:II bis L:V gegenüber S:I gegenüber S:I zu vergrössern. P in Seitenlage.

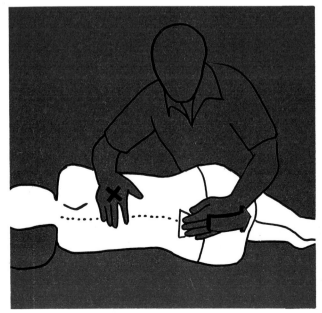 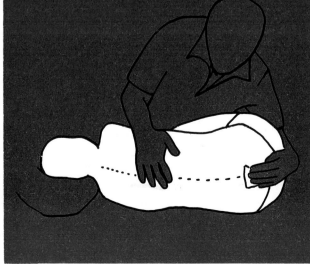

Fig 77 a. Ausgangsstellung.   Fig 77 b. Endstellung.

Ausgangsstellung: P liegt auf der linken Seite mit etwa 90° Flexion in den Knie- und Hüftgelenken. Um eine Scoliose zu vermeiden, kann man eventuell ein Kissen unter die LWS legen. T steht gegenüber dem P.

Handfassung: Die rechte Hand des T fasst um den mittleren Teil des Brustkorbes des P. Die linke Hand fasst um Sacrum und Becken. Die Knie des P sind gegen den Bauch und Oberschenkel des T abgestützt.

Ausführung: Mit dieser Handfassung und indem der T seinen Körper nach der Seite verschiebt, langsam stufenweise maximale Ventralflexion der LWS während der Ausatmung. Die Hüften und Knie des P werden so flektiert, dass das Becken an der Flexion teilnimmt.

2.3.2.2. Unspezifische Entspannung-Dehnung um die Ventralflexion von L:I gegenüber L:II bis L:V gegenüber S:I zu vergrössern. P in Bauchlage.

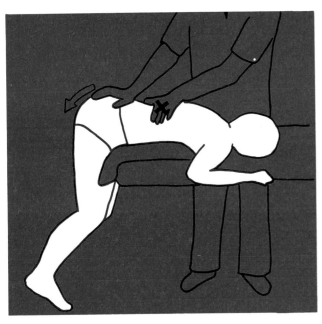 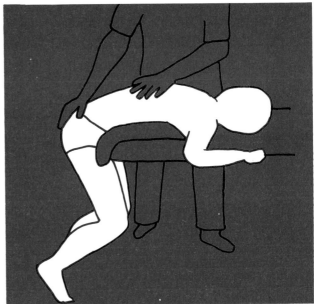

Fig 78 a. Ausgangsstellung. Fig 78 b. Endstellung.

Ausgangsstellung: P in Bauchlage mit Beinen und Becken ausserhalb des Tisches und mit einem Kissen unter dem Bauch. Die Kniegelenke flektiert, die Füsse leicht gegen den Boden gestützt. P fasst mit den Händen um die Kante des Tisches. T steht der linken Seite des P zugewandt.

Handfassung: T legt seine rechte Hand auf das Sacrum, die linke Hand fasst um den mittleren-unteren Teil des Thorax.

Ausführung: Mit dieser Handfassung langsam stufenweise maximale Ventralflexion der LWS während der Ausatmung.

Anmerkung: Falls P nicht ausgesprochen kräftige Rückenmuskeln hat, kann P, um die Belastung zu vergrössern, die Knie- und Hüftgelenke extendieren. Während der Entspannung-Dehnung soll P nur mit den Rückenmuskeln nachgeben und die Hüften und Beine extendiert halten, um eine kräftigere Dehnung der Rückenmuskeln zu erreichen.

2.3.3.   Unspezifische Technik bei Entspannung-Dehnung von Muskeln und anderen Strukturen, die *die Ventralflexion, Rotation* und *Lateralflexion* zur *gleichen Seite* der LWS behindern.

Die meisten Muskeln und anderen Strukturen des Rumpfes sowie auch Bewegungsstarre der Wirbelsäule können die Bewegung behindern. Siehe Muskelschema Seite 116.

2.3.3.1.   Unspezifische Entspannung-Dehnung um die Ventralflexion, Rotation und Lateralflexion nach rechts von L:I gegenüber L:II bis L:V gegenüber S:I zu vergrössern. P in Seitenlage.

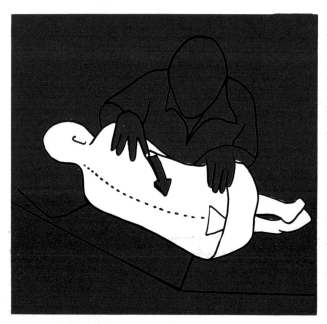 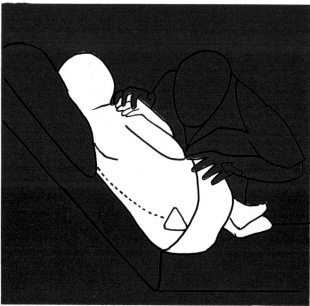

Fig 79 a. Ausgangsstellung.   Fig 79 b. Endstellung.

Ausgangsstellung: P liegt auf der linken Seite in Ventralflexion mit Knie- und Hüftgelenken in etwa 90° Flexion, ein Kissen unter der linken Schulter und dem Kopf, sodass eine Lateralflexion nach rechts in der LWS entsteht. Das Becken kann mit einem Gürtel fixiert werden. T steht gegenüber dem P.

Handfassung: T fasst mit der linken Hand um die rechte Crista iliaca des P. Die rechte Hand des T liegt auf der rechten Schulter des P mit dem Unterarm entlang dem rechten Oberarm des P.

Ausführung: Mit dieser Handfassung langsam stufenweise maximale Rotation nach rechts, Ventralflexion und Lateralflexion nach rechts in der LWS.

Anmerkung: Die linke Schulter des P soll nach ventral-kaudal gezogen werden, um die Ventralflexion der LWS beizubehalten. Um eine maximale Rotation nach rechts zu erreichen, muss die Lateralflexion nach rechts vergrössert werden. Dies erreicht man dadurch, dass das Kopfende des Tisches erhöht wird und die linke Hand des T gegen das Ileum drückt.

2.3.3.2. Unspezifische Entspannung-Dehnung um die Ventralflexion, Rotation und Lateral-flexion nach rechts von L:I gegenüber L:II bis L:V gegenüber S:I zu vergrössern. P in Seitenlage.

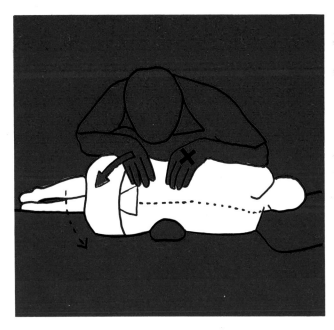

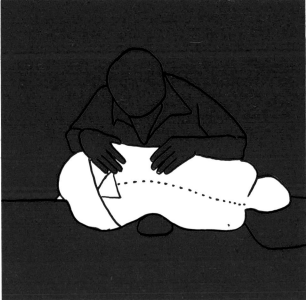

Fig 80 a. Ausgangsstellung.　　　　　　Fig 80 b. Endstellung.

Ausgangsstellung: P liegt auf der rechten Seite in Ventralflexion mit einem Kissen unter der rechten Seite. Hüft- und Kniegelenke in etwa 90° Flexion. Die ~~Unterbeine~~ *Unterschenkel* eventuell ausserhalb des Tisches. T steht gegenüber dem P.

Handfassung: Die linke Hand- der linke Unterarm des T stützt sich gegen den Thorax des P. Die rechte Hand des T fasst um die linke Crista iliaca. Der Unterarm liegt auf dem linken Oberschen-kel des P.

Ausführung: Mit dieser Handfassung wird die Lateralflexion nach rechts langsam stufenweise vergrössert, die Füsse des P werden gleichzeitig gradweise gegen den Boden gesenkt.

Anmerkung: Um eine maximale Lateralflexion zu erreichen, muss T auch das Becken des P nach dorsal rotieren. Man kann auch die Lateralflexion vergrössern durch Verwendung eines grösseren Kissens unter der rechten Seite des P.

Wenn man einen grösseren Effekt wünscht und der Zustand des P dies zulässt, kann man die folgende Technik anwenden:

2.3.3.3. Unspezifische Entspannung-Dehnung um die Ventralflexion, Rotation und Lateralflexion nach rechts von L:I gegenüber L:II bis L:V gegenüber S:I zu vergrössern. P in Seitenlage.

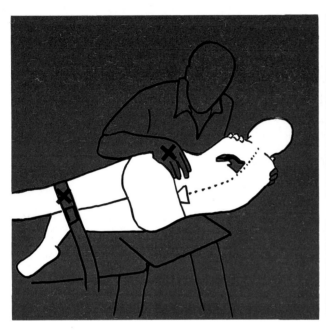 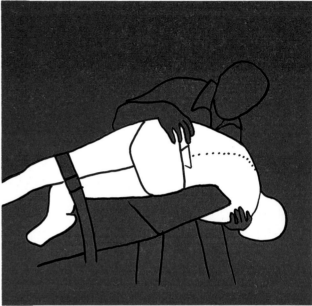

Fig 81 a. Ausgangsstellung.   Fig 81 b. Endstellung.

Ausgangsstellung: P liegt auf der rechten Seite mit der LWS leicht ventralflektiert und dem Oberkörper ausserhalb des Tisches. Je weiter oben in der LWS die Dehnung wirken soll, um so weiter unten auf dem Tisch muss der P liegen und umgekehrt. Es kann notwendig sein, ein Kissen unter die rechte Seite des P zu legen, um Schmerzen beim Druck gegen den Tisch zu vermeiden. Die Hüftgelenke sind extendiert, das rechte Kniegelenk flektiert bis etwa 90° und das linke Bein extendiert. Die Beine sind mit einem Gürtel fixiert. Die Arme gekreuzt über der Brust. T steht gegenüber dem P.

Handfassung: Die linke Hand des T fasst um die rechte Schulter des P. Die rechte Hand fixiert das Becken. Eventuell kann der Unterarm das Becken fixieren und die Hand und die Finger die Bewegung kontrollieren.

Ausführung: Mit dieser Handfassung langsam stufenweise Vergrösserung der Lateralflexion nach rechts. Um maximale Lateralflexion zu erreichen, muss man auch zur gleichen Seite rotieren.

Anmerkung: Findet T diese Technik zu schwer, kann es darauf beruhen, dass P zu schwach ist und sich zu wenig selbst hält. P kann da eventuell die eine Hand gegen den Boden stützen, oder T kann das Becken des P mit einem Gürtel fixieren und den P mit beiden Armen abstützen.

2.3.4. Spezifische Technik bei Entspannung-Dehnung von Muskeln und anderen Strukturen, die *die Ventralflexion* von L:I gegenüber L:II bis L:V gegenüber S:I behindern.

Die meisten Muskeln und anderen Strukturen auf der Dorsalseite des Lendenrückens sowie auch Bewegungsstarre der Wirbelsäule können die Bewegung behindern. Siehe Muskelschema Seite 116.

2.3.4.1. Spezifische Entspannung-Dehnung um die Ventralflexion von L:V gegenüber S:I zu vergrössern. P in Bauchlage.

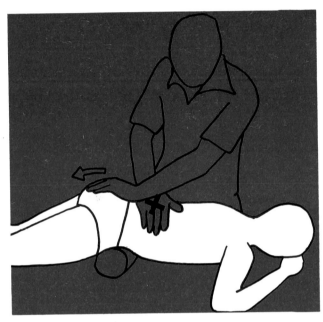 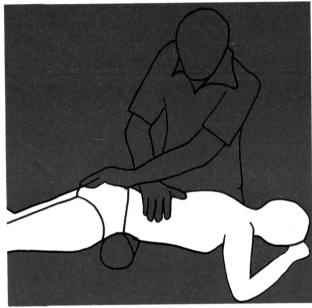

Fig 82 a. Ausgangsstellung.   Fig 82 b. Endstellung.

Ausgangsstellung: P liegt auf dem Bauch mit einem Kissen unter dem Bauch (oder auf einem Tisch, der in der Mitte erhöht werden kann), sodass der höchste Punkt unter das oder die Segmente kommt, die behandelt werden sollen. T steht gegenüber der linken Seite des P.

Handfassung: In diesem Beispiel wird das Kissen ganz unter die Spina iliaca anterior superior gelegt. T legt die linke Hand über das Sacrum und die rechte Hand über den Processus spinosus von L:V und die kranial davon liegenden Wirbelkörper.

Ausführung: Mit dieser Handfassung langsam stufenweise maximale Ventralflexion von L:V gegenüber S:I dadurch, dass das Sacrum-Becken in kaudal-ventraler Richtung verschoben wird.

Anmerkung: Wenn T weiter oben in der LWS behandeln soll, legt er die linke Hand über den Processus spinosus des kaudal liegenden Wirbelkörpers in dem zu behandelnden Segment und die rechte Hand legt er über den Processus spinosus des kranial gelegenen Wirbelkörpers in demselben Segment. Sonst ist die Technik dieselbe.

90

Wenn man einen grösseren Effekt wünscht und der Zustand des P dies zulässt, kann man die folgende Technik anwenden:

2.3.4.2. Spezifische Entspannung-Dehnung um die Ventralflexion von L:V gegenüber S:I zu vergrössern. P in Bauchlage.

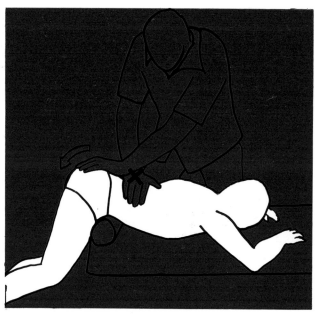 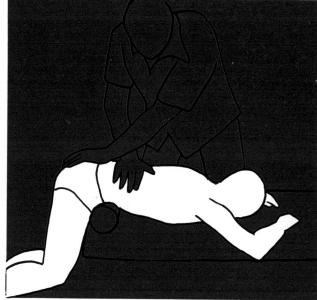

Fig 83 a. Ausgangsstellung.   Fig 83 b. Endstellung.

Ausgangsstellung: P in Bauchlage mit den Beinen ausserhalb des Tisches und mit einem entsprechenden Kissen unter dem Bauch genau unter dem Segment, das behandelt werden soll. Die Füsse können gegen den Boden abgestützt werden. T steht gegenüber der linken Seite des P.

Handfassung: In diesem Beispiel wird ein Kissen ganz unter die Spina iliaca anterior superior gelegt. T legt die linke Hand über das Sacrum und die rechte Hand über den Processus spinosus von L:V und die kranial davon liegenden Wirbelkörper.

Ausführung: Mit dieser Handfassung gradweise maximale Ventralflexion von L:V gegenüber S:I dadurch, dass das Sacrum-Becken kaudal-ventral geschoben wird.

2.3.5. Spezifische Technik bei Entspannung-Dehnung von Muskeln und anderen Strukturen, die *die Ventralflexion, Rotation* und *Lateralflexion* zur gleichen Seite von L:I gegenüber L:II bis L:V gegenüber S:I behindern.

Die meisten Strukturen des Rumpfes sowie auch Bewegungsstarre der Wirbelsäule können die Bewegung behindern. Siehe Muskelschema Seite 116.

2.3.5.1. Spezifische Entspannung-Dehnung um die Ventralflexion, Rotation und Lateralflexion nach rechts von L:V gegenüber S:I zu vergrössern. P in Seitenlage.

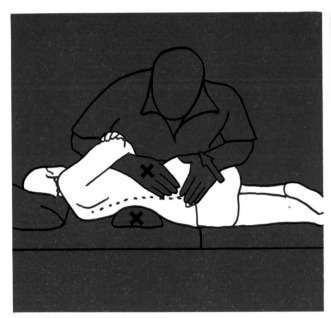 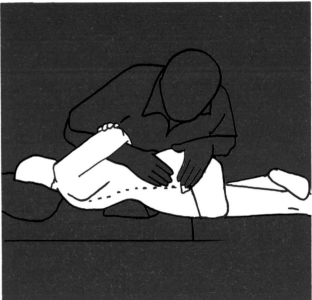

Fig 84 a. Ausgangsstellung.   Fig 84 b. Endstellung.

Ausgangsstellung: P liegt auf der linken Seite mit der ganzen Wirbelsäule in Ventralflexion. Das linke Hüft- und Kniegelenk ist extendiert. Das rechte Bein ist flektiert im Hüft- und Kniegelenk, der Fuss liegt in der linken Kniekehle. Die Unterarme fassen umeinander. Ein Kissen wird unter den oberen Teil der LWS gelegt, sodass man eine Lateralflexion nach links bis einschliesslich L:IV gegenüber L:V erreicht. Dies verhindert eine Mitbewegung, d.h. eine Rotation nach rechts in der übrigen LWS und in dem unteren Teil der BWS. Das Segment L:V gegenüber S:I muss in Neutralstellung sein. T steht dem P gegenüber.

Handfassung: Der linke Unterarm des T liegt auf dem rechten Oberschenkel des P und die linke Hand des T liegt auf dem rechten Ilium-Sacrum. Der Zeigefinger palpiert zwischen L:V und S:I. T schiebt seine rechte Hand-Unterarm zwischen den Oberarm und Brustkorb des P. Der Unterarm liegt an gegen den rechten Oberarm und die Schulter des P. Die Hand stabilisiert die LWS hinunter bis zu L:V. Siehe Anmerkung Seite 92.

Ausführung: Mit dieser Handfassung und in dieser Stellung der Wirbelsäule des P bis hinab zu L:V, langsam stufenweise maximale Ventralflexion, Rotation und Lateralflexion nach rechts im Segment L:V gegenüber S:I. Dies wird dadurch erreicht, dass T das Becken des P nach links rotiert. Während der Rotation des Beckens schiebt T mit seiner linken Hand-Unterarm die rechte Beckenhälfte des P in ventral-kranialer Richtung.

2.3.5.2. Spezifische Entspannung-Dehnung um die Ventralflexion, Rotation und Lateral-flexion nach rechts von L:I gegenüber L:II zu vergrössern. P in Seitenlage.

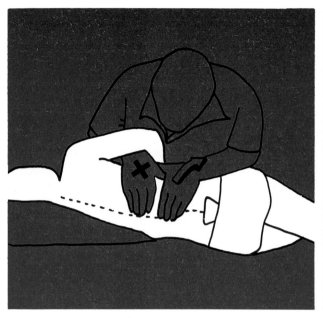 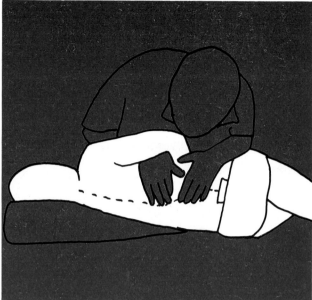

Fig 85 a. Ausgangsstellung.   Fig 85 b. Endstellung.

Ausgangsstellung: P liegt auf der linken Seite mit dem linken Bein im Hüft- und Kniegelenk flektiert. Das rechte Hüft- und Kniegelenk ist extendiert, sodass man eine Lateralflexion nach links in der LWS erreicht bis hinauf zum Segment L:II gegenüber L:III. Es kann eventuell notwendig sein, dass das rechte Bein des P ausserhalb des Tisches liegt auf der Seite, wo T steht, um eine genügende Ventralflexion und Lateralflexion nach links in der LWS hinauf bis L:II gegenüber L:III zu erreichen. Wenn P sehr schmale Hüften hat, kann es notwendig werden, ein grosses Kissen unter die Seite zu legen, um eine Lateralflexion zu erhalten. Der Oberkörper des P wird erhöht und so gelagert, dass eine Lateralflexion nach rechts erreicht wird zusammen mit einer Rotation nach rechts und Dorsalflexion in der BWS hinunter bis Th:XII gegenüber L:I. Das Segment L:I gegenüber L:II muss in Neutralstellung sein. Die Unterarme und Hände des P fassen ineinander. T steht gegenüber dem P.

Handfassung: Der linke Unterarm des T liegt an gegen das rechte Os ilium des P. Die linke Hand liegt an gegen die LWS mit den Fingerspitzen auf der linken Seite der Processus spinosi hinauf bis L:II. T schiebt die rechte Hand zwischen den rechten Oberarm und den Brustkorb des P. Die Hand liegt an den Rippen und der BWS mit den Fingerspitzen gegen die Processus spinosi der rechten Seite hinunter bis L:I.

Ausführung: Mit dieser Handfassung langsam stufenweise maximale Ventralflexion, Rotation und Lateralflexion nach rechts im Segment L:I gegenüber L:II.

Anmerkung: Die Rotation kann dadurch zustandekommen, dass T entweder mit der rechten Hand-Arm rotiert und mit der linken Hand-Arm fixiert oder umgekehrt. Mit der linken Hand-Arm muss T die Rotation nach links kontrollieren und regulieren gleichzeitig mit der Lateralflexion nach links und der Ventralflexion der LWS hinauf bis L:II gegenüber L:III. Mit der rechten Hand-Arm muss T auch die Rotation nach rechts kontrollieren — regulieren gleichzeitig mit der Lateralflexion nach rechts und der Dorsalflexion der Wirbelsäule hinunter bis zu Th:XII gegen-über L:I. Die beiden Arme des T müssen gemeinsam dafür sorgen, dass das Segment L:I gegenüber L:II sich immer mehr in Rotation nach rechts, Lateralflexion nach rechts und Ventralflexion bewegt.

2.3.6. Unspezifische Technik bei Entspannung-Dehnung von Muskeln und anderen Strukturen, die *die Dorsalflexion* der LWS behindern.

Die meisten Muskeln und anderen Strukturen auf der Vorderseite des Rumpfes sowie auch Bewegungsstarre der Wirbelsäule können die Bewegung behindern. Siehe Muskelschema Seite 116.

2.3.6.1. Unspezifische Entspannung-Dehnung um die Dorsalflexion von L:I gegenüber L:II bis L:V gegenüber S:I zu vergrössern. P in Seitenlage.

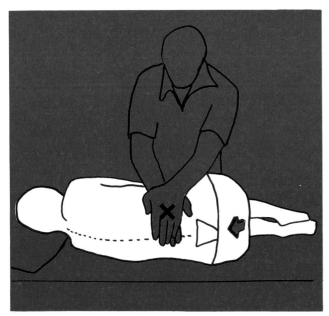 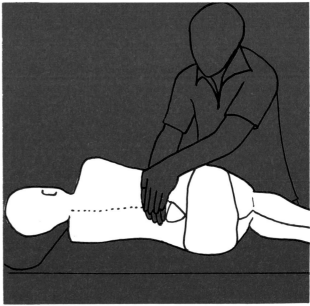

Fig 86 a. Ausgangsstellung.   Fig 86 b. Endstellung.

Ausgangsstellung: P liegt auf der linken Seite mit etwa 90° Flexion in den Hüft- und Kniegelenken. Eventuell kann ein Kissen unter die Seite gelegt werden um eine Scoliose zu vermeiden. T steht gegenüber dem P.

Handfassung: T legt beide Hände übereinander auf die LWS. Die Knie des P gegen den Bauch und Oberschenkel des T.

Ausführung: Mit dieser Handfassung und während der Ausatmung langsam stufenweise maximale Dorsalflexion in der LWS dadurch, dass T die Knie und Oberschenkel des P in dorsalkaudaler Richtung verschiebt. Hierbei wird das Becken-Sacrum in dorsal-kranialer Richtung verschoben.

Anmerkung: Bei Vergrösserung der Dorsalflexion soll der Winkel der Hüftgelenke nicht verändert werden. Deshalb muss T sich in Richtung gegen das Fussende des Tisches bewegen.

2.3.6.2. Unspezifische Entspannung-Dehnung um die Dorsalflexion von L:I gegenüber L:II bis L:V gegenüber S:I zu vergrössern. P in Rückenlage.

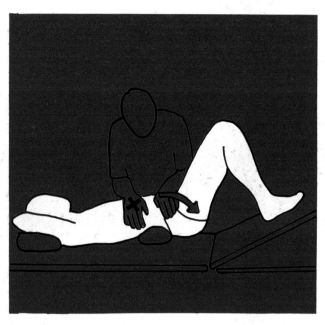 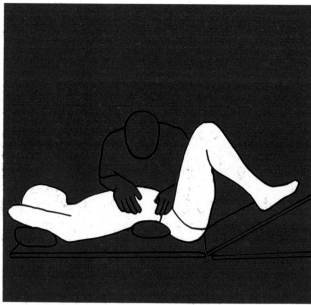

Fig 87 a. Ausgangsstellung.   Fig 87 b. Endstellung.

Ausgangsstellung: P liegt auf dem Rücken mit einem Kissen unter dem Lendenrücken. Knie- und Hüftgelenke flektiert, die Fussohlen auf dem Tisch. Das Fussende des Tisches wird in entsprechende Winkelstellung gebracht. T steht gegenüber der linken Seite des P.

Handfassung: T hält mit dem rechten Unterarm-Hand über dem Brustkorb und mit dem linken Unterarm-Hand über dem Becken.

Ausführung: Mit dieser Handfassung und während der Ausatmung langsam stufenweise maximale Dorsalflexion der LWS.

Anmerkung: Der Effekt wird vergrössert, wenn man ein grösseres Kissen unter den Lendenrücken legt, das Fussende des Tisches senkt und die Beine streckt.

Wenn T höher oben in der LWS behandeln soll und verhindern will, dass das oder die kaudal liegenden Segmente in maximale Dorsalflexion geraten (z.B. bei Schmerzen — Hypermobilität), muss P die Hüftgelenke flektieren, sodass eine Ventralflexion in dem oder den Segmenten erreicht wird, die von der Dorsalflexion verschont werden sollen. Die folgende Technik kann dabei angewendet werden:

2.3.6.3. Entspannung-Dehnung um die Dorsalflexion des thoraco-lumbalen Überganges zu vergrössern. P in Rückenlage.

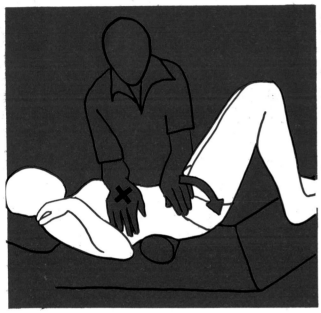 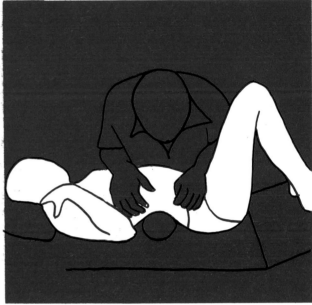

Fig 88 a. Ausgangsstellung.   Fig 88b. Endstellung.

Ausgangsstellung: P in Rückenlage mit einem harten Kissen oder Keil unter dem Processus transversus des kranial liegenden Wirbelkörpers in dem Segment, das behandelt werden soll. (In diesem Beispiel L:I). Etwa 90° Flexion in den Kniegelenken. Die Füsse stützen sich gegen das Fussende des Tisches, das beinahe in vertikale Stellung erhöht ist. L:II-L:V werden auf diese Weise ventralflektiert. T steht gegenüber der linken Seite des P.

Handfassung: Der rechte Unterarm- die rechte Hand des T stützt sich gegen den Brustkorb-Bauch des P. Der linke Unterarm-Hand des T stützt sich gegen das Becken des P.

Ausführung: Mit dieser Handfassung langsam stufenweise maximale Dorsalflexion von L:I gegenüber L:II.

Anmerkung: Diese Technik ist relativ spezifisch.

2.3.7. Unspezifische Technik bei Entspannung-Dehnung von Muskeln und anderen Strukturen, die *die Dorsalflexion, Rotation* zur *gleichen Seite* und *Lateralflexion* zur *entgegengesetzten Seite* der LWS behindern.

Die meisten Muskeln und anderen Strukturen des Rumpfes sowie auch Bewegungsstarre der Wirbelsäule können die Bewegung behindern. Siehe Muskelschema Seite 116.

2.3.7.1. Unspezifische Entspannung-Dehnung um die Dorsalflexion, Rotation nach links und Lateralflexion nach rechts von Th:I gegenüber Th:I bis L:V gegenüber S:I zu vergrössern. P in Seitenlage.

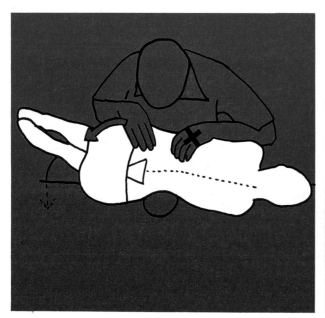 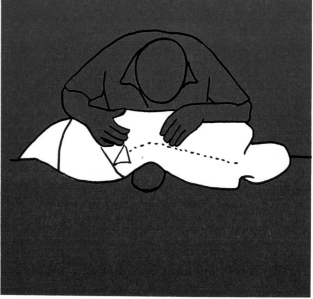

Fig 89 a. Ausgangsstellung.   Fig 89 b. Endstellung.

Ausgangsstellung: P liegt auf der rechten Seite mit dem Lendenrücken leicht dorsalflektiert und mit etwa 90° Flexion in Hüft- und Kniegelenken. Die Unterbeine ausserhalb des Tisches. Ein Kissen unter die rechte Seite gelegt. T steht dem P gegenüber.

Handfassung: Die linke Hand- der linke Unterarm des T stützt sich gegen den Brustkorb des P. Die rechte Hand des T fasst um die linke Crista iliaca des P. Der Unterarm liegt auf dem linken Oberschenkel des P.

Ausführung: Mit dieser Handfassung langsam stufenweise Vergrösserung der Lateralflexion nach rechts dadurch, dass T mit der rechten Hand-Unterarm das Becken des P in kaudaler Richtung verschiebt, gleichzeitig werden die Füsse des P stufenweise gegen den Boden gesenkt.

Anmerkung: Um maximale Lateralflexion zu erreichen muss T auch das Becken des P ventral rotieren. Man kann auch die Lateralflexion durch Verwendung eines grösseren Kissens vergrössern.

Wenn ein grösserer Effekt gewünscht wird und der Zustand des P dies zulässt, kann folgende Technik angewendet werden:

2.3.7.2. Unspezifische Entspannung-Dehnung um die Dorsalflexion, Rotation nach links und Lateralflexion nach rechts von Th:I gegenüber Th:II bis L:V gegenüber S:I zu vergrössern. P in Seitenlage.

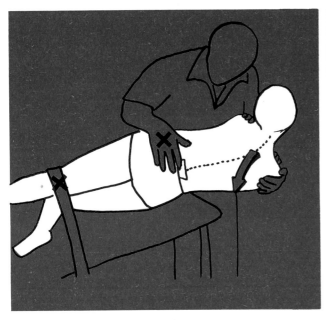
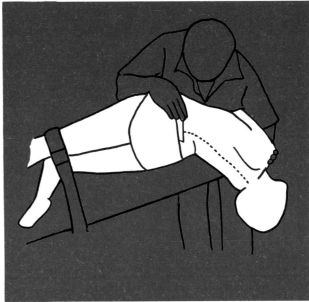

Fig 90 a. Ausgangsstellung. Fig 90 b. Endstellung.

Ausgangsstellung: P liegt auf der rechten Seite mit der LWS leicht dorsalflektiert und dem Oberkörper ausserhalb des Tisches. Je weiter kranial im Lendenrücken die Lateralflexion ausgeführt werden soll, um so weiter unten auf dem Tisch liegt P, und umgekehrt. Ein Kissen unter der rechten Seite des P kann notwendig sein, um Schmerzen beim Druck gegen den Tisch zu vermeiden. Die Hüftgelenke sind extendiert. Etwa 90° Flexion im rechten Kniegelenk, das linke Kniegelenk extendiert. Die Beine sind mit einem Gürtel fixiert. Die Arme gekreuzt über der Brust. T steht gegenüber dem P.

Handfassung: Die linke Hand des T fasst um die rechte Schulter des P. Die rechte Hand fixiert das Becken des P.

Ausführung: Mit dieser Handfassung langsam stufenweise Vergrösserung der Lateralflexion nach rechts.

Anmerkung: Um eine maximale Lateralflexion zu erreichen muss man auch zur entgegengesetzten Seite rotieren, in diesem Beispiel nach links. Wenn T diese Technik zu schwer findet, kann es darauf beruhen, dass P zu wenig selbst hält. P kann da eventuell mit der einen Hand gegen den Boden abstützen, oder T kann das Becken des P mit einem Gürtel fixieren und den P mit beiden Armen abstützen. P kann auch auf einem Tisch liegen, der in Winkelstellung gebracht werden kann. Siehe Seite 98, Fig. 91 a und b.

2.3.7.3. Unspezifische Entspannung-Dehnung um die Dorsalflexion, Rotation nach rechts und Lateralflexion nach links von L:I gegenüber L:II bis L:V gegenüber S:I zu vergrössern. P in Seitenlage.

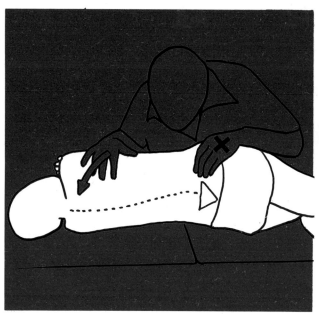 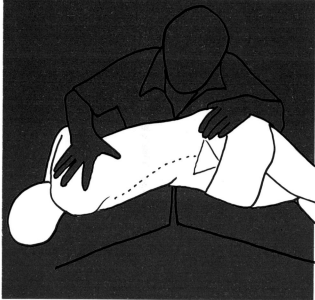

Fig 91 a. Ausgangsstellung.   Fig 91 b. Endstellung.

Ausgangsstellung: P liegt auf der linken Seite mit dem rechten Hüft- und Kniegelenk in Extension. Die LWS in Lordose. Das linke Hüft- und Kniegelenk wird so flektiert, dass der linke Fuss in der rechten Kniekehle liegt. Ein Kissen wird unter die linke Seite gelegt, wenn der Tisch nicht in der Mitte erhöht werden kann. Die Unterarme und Hände fassen ineinander über dem unteren Teil des Brustkorbes. T steht gegenüber dem P.

Handfassung: Die linke Hand des T fasst über die rechte Crista iliaca des P. Der Unterarm ruht auf dem Becken-Oberschenkel des P. Die rechte Hand des T liegt auf der rechten Schulter des P.

Ausführung: Mit dieser Handfassung langsam stufenweise maximale Rotation nach rechts, Dorsalflexion und Lateralflexion nach links in der LWS.

Anmerkung: Um eine maximale Rotation nach rechts zu erreichen, muss auch die Lateralflexion nach links stufenweise vergrössert werden. Dies geschieht dadurch, dass T ein grösseres Kissen verwendet oder den Tisch in der Mitte erhöht.

Um die Dehnung so viel wie möglich auf die LWS zu begrenzen, legt T seine rechte Hand über die Unterarme des P. Hierdurch bewegen sich der Brustkorb und die BWS mehr als eine Einheit.

2.3.8. Spezifische Technik bei Entspannung-Dehnung von Muskeln und anderen Strukturen, die *die Dorsalflexion* der LWS behindern.

Die meisten Muskeln und anderen Strukturen auf der Vorderseite des Rumpfes sowie auch Bewegungsstarre der Wirbelsäule können die Bewegung behindern. Siehe Muskelschema Seite 116.

2.3.8.1. Spezifische Entspannung-Dehnung um die Dorsalflexion von L:V gegenüber S:I zu vergrössern. P in Rückenlage.

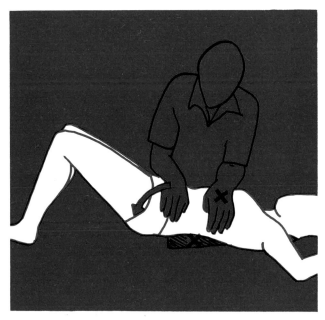 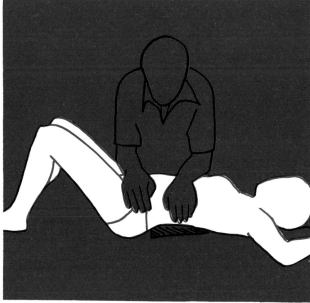

Fig 92 a. Ausgangsstellung.   Fig 92 b. Endstellung.

Ausgangsstellung: P in Rückenlage mit flektierten Knie- und Hüftgelenken und den Fussohlen abgestützt gegen den Tisch. Ein Keilkissen muss hier verwendet werden. T steht gegenüber der rechten Seite des P.

Handfassung: T hält mit dem linken Unterarm-der linken Hand über den Rippen-Brustkorb und mit dem rechten Unterarm-Hand über dem Becken. Das Keilkissen legt er dorsal von Processus transversus des kranial liegenden Wirbelkörpers in dem Segment, das behandelt werden soll, in diesem Fall auf L:V.

Ausführung: Mit dieser Handfassung langsam stufenweise maximale Dorsalflexion von L:V gegenüber S:I.

Wenn T nur in der mittleren oder oberen LWS dehnen will und deshalb verhindern will, dass das oder die kaudal liegenden Segmente in maximale Dorsalflexion geraten (z.B. bei Schmerzen-Hypermobilität), muss das Fussende des Tisches erhöht werden. Die Kniegelenke des P können entweder flektiert oder extendiert sein. Das Fussende des Tisches wird so viel erhöht, dass eine ausreichende Ventralflexion in den kaudalen Segmenten der LWS, die geschont werden sollen, erreicht wird.

2.3.8.2. Spezifische Entspannung-Dehnung um die Dorsalflexion von L:I gegenüber L:II zu vergrössern. P in Rückenlage.

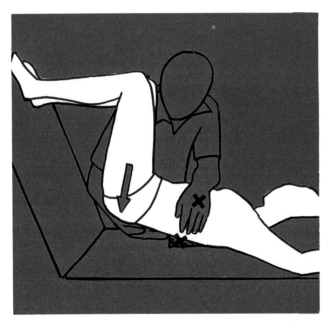 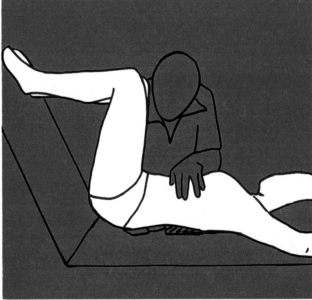

Fig 93 a. Ausgangsstellung.   Fig 93 b. Endstellung.

Ausgangsstellung: P liegt auf dem Rücken mit flektierten Kniegelenken und den Fussohlen gegen den Tisch oder mit extendierten Kniegelenken. Das Fussende des Tisches ist so erhöht, dass eine Ventralflexion der LWS hinauf bis zum Segment L:II-L:III erreicht wird. Ein Keilkissen stützt den Processus transversus von L:I und weiter in kranialer Richtung. T steht gegenüber der rechten Seite des P.

Handfassung: T hält mit der linken Hand-dem linken Unterarm über dem unteren Teil des Brustkorbes und Magens des P. Die rechte Hand fasst unter die LWS, sodass T die Bewegung im Segment L:I-L:II palpieren kann.

Ausführung: Mit dieser Handfassung langsam stufenweise maximale Dorsalflexion von L:I gegenüber L:II. Die rechte Hand kontrolliert, dass die Bewegung auf richtige Weise geschieht.

2.3.9. Spezifische Technik bei Entspannung-Dehnung von Muskeln und anderen Strukturen, die *die Dorsalflexion, Rotation* zur *gleichen Seite* und *Lateralflexion* zur *entgegengesetzten Seite* der LWS behindern.

2.3.9.1. Spezifische Entspannung-Dehnung um die Dorsalflexion, Rotation nach rechts und Lateralflexion nach links von L:V gegenüber S:I zu vergrössern. P in Seitenlage.

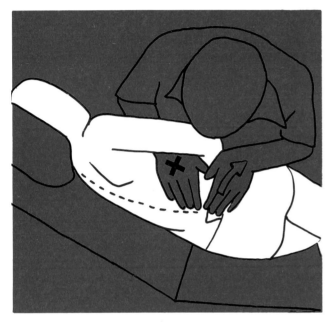 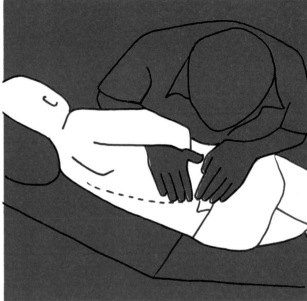

Fig 94 a. Ausgangsstellung. Fig 94 b. Endstellung.

Ausgangsstellung: P liegt auf der linken Seite mit dem Oberkörper erhöht so eingestellt, dass eine Rotation nach rechts, Lateralflexion nach rechts und Dorsalflexion hinunter bis zu L:IV gegenüber L:V in der Wirbelsäule erreicht wird. Das linke Hüft- und Kniegelenk leicht flektiert. Das rechte Kniegelenk extendiert und das rechte Hüftgelenk hyperextendiert um eine Dorsalflexion der LWS zu garantieren. Segment L:V gegenüber S:I in Neutralstellung. T steht gegenüber dem P.

Handfassung: Der linke Unterarm des T liegt auf dem rechten Os ilium des P mit der Hand über dem Sacrum. Der Zeigefinger palpiert die Bewegung zwischen L:V und S:I. T schiebt die rechte Hand zwischen den rechten Oberarm des P und den Brustkorb und legt die Hand über die LWS. Die Fingerspitzen stützen gegen die Processus spinosi auf der rechten Seite hinunter bis zu L:V.

Ausführung: Mit dieser Handfassung langsam stufenweise maximale Dorsalflexion, Rotation nach rechts und Lateralflexion nach links im Segment L:V gegenüber S:I.

Anmerkung: Die Rotation nach rechts muss die ganze Zeit vergrössert werden, um eine maximale Lateralflexion zu erhalten.

2.3.9.2. Spezifische Entspannung-Dehnung um die Dorsalflexion, Rotation nach rechts und Lateralflexion nach links von L:I gegenüber L:II zu vergrössern. P in Seitenlage.

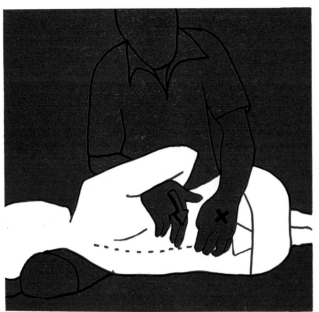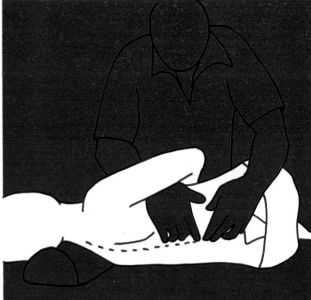

Fig 95 a. Ausgangsstellung.   Fig 95 b. Endstellung.

Ausgangsstellung: P liegt auf der linken Seite mit einem Kissen unter der Hals- und oberen BWS, um eine Lateralflexion nach rechts in Dorsalflexion hinunter bis zu Th:XII gegenüber L:I zu erreichen. (Eventuell kann das Kopfende des Tisches erhöht werden.) Knie- und Hüftgelenke sind flektiert, sodass die LWS nach links ventralflektiert und lateralflektiert wird von L:V gegenüber S:I hinauf bis zu L:II gegenüber L:III. Segment L:I gegenüber L:II in Neutralstellung. Die Unterarme und Hände des P fassen ineinander. T steht gegenüber dem P.

Handfassung: Der linke Unterarm des T liegt an gegen die rechte Hüfte und Becken des P. Die linke Hand liegt über der LWS hinauf bis zu L:II und der zweite bis zum fünften Finger greifen um die Processus spinosi auf der linken Seite hinauf bis zu L:LL. Der linke Zeigefinger palpiert die Bewegung zwischen L:I und L:II. T schiebt die rechte Hand zwischen den rechten Oberarm und den Brustkorb des P und stabilisiert mit der rechten Hand den thoracolumbalen Übergang hinunter bis zu L:I, entweder mit den Fingerspitzen gegen die Processus spinosi hinunter bis zu L:I oder mit dem Daumen entlang der rechten Seite der Processus spinosi hinunter bis zu L:I.

Ausführung: Mit dieser Handfassung langsam stufenweise maximale Dorsalflexion, Rotation nach rechts und Lateralflexion nach links im Segment L:I gegenüber L:II.

Anmerkung: Die Rotation nach rechts muss die ganze Zeit vergrössert werden, wenn man maximale Lateralflexion erhalten will.

2.4. COCCYX

Bei Fehlstellung des Coccyx kann, zusätzlich zur Mobilisierung des Coccyxgelenkes, eine Entspannung-Dehnung der Muskeln und anderen Strukturen, die die Bewegung behindern, notwendig sein.

Die meisten Muskeln und anderen Strukturen mit Relation zum Coccyx können die Bewegung behindern.

2.4.1. Mobilisierung des Coccyx und spezifische Entspannung-Dehnung des M levator ani und M coccygeus. P in Bauchlage.

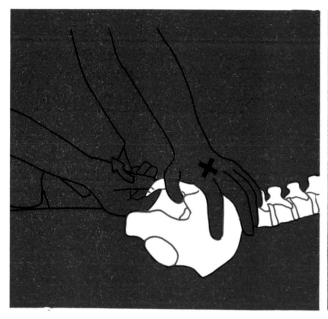
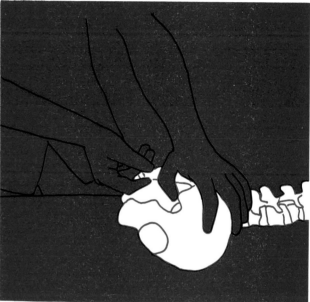

Fig 96 a. Ausgangsstellung.   Fig 96 b. Endstellung.

Ausgangsstellung: P in Bauchlage mit einem Kissen unter dem Becken, um eine günstige Arbeitsstellung des T zu erreichen.

Handfassung: Mit Handschuh und Gleitmittel wird der Zeigefinger in den Rectum eingeführt und gegen die Ventralseite des Coccyx angelegt. Die Beweglichkeit wird getestet und die gespannten Strukturen palpiert. Schmerzen werden notiert.

Ausführung: Mit dem Zeigefinger ventral von innen und dem Daumen dorsal von Aussen, eventuell mit der anderen Hand unterstützt, führt T das Coccyx in die Richtung, die bewegungseingeschränkt ist.

Anmerkung: Gewöhnlich ist die Bewegungseinschränkung in dorsaler und lateraler Richtung herabgesetzt. Aktive Kontraktion der Muskeln des Coccyx kann vor der Dehnung ausgeführt werden. P wird dabei ermahnt, um den Finger des T herum zu kontrahieren.

3. **WELCHE MUSKELN BEHINDERN WELCHE FUNKTION? SCHEMA.**

Dieses Muskelschema gibt einen Überblick über die bewegungsbehindernde Funktion eines Muskels, sofern er verkürzt ist. Man sollte beachten, dass ein Muskel seine Funktion in einer extremen Stellung verändern kann. Als Beispiel seien die Hüftadduktoren angeführt, die sowohl Extension als auch Flexion behindern, je nachdem ob das Hüftgelenk gebeugt oder gestreckt ist.

3.1. *Bewegungsvermögen des Schultergelenkes und Armes* im Verhältnis zum Körper sowie die *bewegungsbehindernde* Funktion *der* einzelnen *Muskeln.*

•• = Hauptmuskel   • = ,,Hilfs''muskel

Behindernde Muskeln	Flexion	Extension	Adduktion	Abduktion	Innen-rotation	Aussen-rotation
M pectoralis major a. Pars clavicularis b. Pars sterno- costalis	 ••	 ••		 • ••		 • •
M latissimus dorsi	••			••		•
M teres major	••			••		••
M biceps brachii caput longum		•	•			•
M deltoideus a. Pars clavicularis b. Pars acromialis c. Pars spinalis	 •	 ••	 ••	 • •	 •	 •
M teres minor	•			•	••	
M infraspinatus	•				••	
M triceps brachii, caput longum	•			•		
M supraspinatus			••		•	•
M coracobrachialis	•	•		•		•
M subscapularis	•			•		••
M biceps brachii caput breve		•		•		•
M pectoralis minor	•			(•)		(•)
M subclavius	•			•		

3.2. *Bewegungsvermögen der Scapula und Clavicula* im Verhältnis zum Körper sowie die *bewegungsbehindernde* Funktion *der* einzelnen *Muskeln.*

●● = Hauptmuskel   ● = „Hilfs"muskel

Behindernde Muskeln	Elevation	Depression	Adduktion	Abduktion	Innen-rotation	Aussen-rotation
M subclavius	●●					
M pectoralis minor	●●		●●			●●
M serratus anterior	●		●●		●●	
M trapezius, pars descendens		●●		●	●●	
Pars transversa		●		●●		
Pars ascendens	●●			●	●●	
M levator scapulae		●●		●		●
Mm rhomboidei		●●		●●		●●
M latissimus dorsi	●			●		
M pectoralis major	●		●			

3.3. *Bewegungsvermögen des Ellbogen und Radioulnargelenkes* sowie die *bewegungsbehindernde* Funktion *der* einzelnen *Muskeln.*

●● = Hauptmuskel   ● = „Hilfs"muskel

Behindernde Muskeln	Flexion	Extension	Pronation	Supination	Anmerkungen
M biceps brachii caput longum		●●	●		
M biceps brachii caput breve		●●	●		
M brachialis		●●			
M brachioradialis		●●	●	●	
M pronator teres		●		●	
M pronator quadratus				●	
M triceps brachii	●●				
M anconeus	●				
M supinator	●		●●		
M flexor carpi radialis		●		●	
M flexor carpi ulnaris		●		●	
M palmaris longus		●		●	
M extensor carpi radialis longus		●	●		
M extensor carpi radialis brevis		●	●		
M extensor carpi ulnaris	✘	●	●		
M flexor digitorum superficialis		●		●	mit gestreckten Fingern
M extensor digitorum communis	✘	●	●		mit gebeugten Fingern
M extensor digiti minimi	✘	●			mit gebeugtem Finger
M extensor pollicis longus			●		mit gebeugtem Daumen
M abduktor pollicis longus			●		mit adduziertem Daumen
M extensor indicis			●		Mit gebeugtem Finger
M flexor pollicis longus		(●)	●	●	mit gestrecktem Daumen

3.4. *Bewegungsvermögen des Handgelenks* sowie die *bewegungsbehindernde* Funktion *der* einzelnen *Muskeln.*

●● = Hauptmuskel   ● = „Hilfs"muskel

Behindernde Muskeln	Volar-flexion	Dorsal-flexion	Radial-flexion	Ulnar-flexion	Anmerkungen
M flexor carpi radialis		●●		●●	
M flexor carpi ulnaris		●●	●●		
M palmaris longus		●			
M extensor carpi radialis longus	●●			●●	
M extensor carpi radialis brevis	●●				
M extensor carpi ulnaris	●●		●●		
M flexor digitorum profundus		●			mit gestrecktem Finger
M flexor digitorum superficialis		●			mit gestrecktem Finger
M extensor digitorum communis	●●				mit gebeugtem Finger
M extensor indicis	●			●	mit gebeugtem Finger
M extensor digiti minimi	●				mit gebeugtem Finger
M extensor pollicis longus	●			●	mit gebeugtem Daumen
M extensor pollicis brevis	●			●	mit gebeugtem Daumen
M abduktor pollicis longus		●		●	mit adduziertem Daumen
M flexor pollicis longus		●			mit gebeugtem Daumen

3.5. *Bewegungsvermögen der Metacarpophalangialgelenke* sowie die *bewegungsbehindernde* Funktion *der* einzelnen *Muskeln.*

●● = Hauptmuskel   ● = „Hilfs"muskel

Behindernde Muskeln	Flexion	Extension	Abduktion	Adduktion	Opposition	Reposition	Anmerkungen
M flexor digitorum profundus		●●					mit ext. IP
M flexor digitorum superficialis		●●					mit ext. PIP
M extensor digitorum communis	●●						mit flekt. DIP u. PIP
M extensor indicis	●●						mit flekt. DIP u. PIP
M extensor digiti minimi	●●						mit flekt. DIP u. PIP
Mm lumbricales III-IV, I-II		●●					mit dorsalflekt. Handgelenk und flekt. DIP u. PIP
Mm interossei dorsales I und II		●		●●			flekt. DIP u. PIP
Mm interossei dorsales III und IV		●		●●			flekt. DIP u. PIP
M interosseus palmaris I		●	●				flekt. DIP u. PIP
Mm interossei palmares II-III		●	●●				flekt. DIP u. PIP
M abduktor digiti minimi		●		●●	(●)		
M flexor digiti minimi brevis		●●				●	mit volarflekt. Handgelenk und flekt. DIP u. PIP
M opponens digiti minimi						●●	
M extensor pollicis longus	●●				●●		mit volar- und ulnarflekt. Handgelenk und flekt. IP
M extensor pollicis brevis	●●				●●		haupts. mit pron. Unterarm und ulnarflekt. Handgelenk
M flexor pollicis longus		●●				●●	haupts. mit dorsalflekt. Handgelenk und ext. IP
M flexor pollicis brevis		●●				●●	haupts. mit dorsalflekt. Handgelenk

3.6. *Bewegungsvermögen des Carpometacarpalgelenkes des Daumens* sowie die *bewegungs-behindernde* Funktion *der* einzelnen *Muskeln.*

●● = Hauptmuskel   ● = „Hilfs"muskel

Behindernde Muskeln	Flexion	Exten-sion	Abduk-tion	Adduk-tion	Opposi-tion	Reposi-tion	Anmerkungen
M abduktor pollicis longus				●●			besonders mit dorsal-flekt. und ulnarflekt. Handgelenk
M abduktor pollicis brevis				●			
M opponens pollicis		●	●			●●	

3.7. *Bewegungsvermögen der Interphalangialgelenke* sowie die *bewegungsbehindernde* Funktion der einzelnen *Muskeln.*

●● = Hauptmuskel   ● = „Hilfs"muskel

Behindernde Muskeln	Flexion	Extension	Anmerkungen
M flexor digitorum profundus		●●	haupts. mit dorsalflekt. Handgelenk und sup. Unterarm
M flexor digitorum superficialis		●●	haupts. mit dorsalflekt. Handgelenk sup. Unterarm und ext. Ellbogengelenk
M extensor digi-torum communis	●●		haupts. mit volarflekt. Handgelenk, ext. Ellbogengelenk und pron. Unterarm
M extensor indicis	●●		haupts. mit volarflekt. Handgelenk, ext. Ellbogengelenk und pron. Unterarm
M extensor digiti minimi	●●		haupts. mit volarflekt. Handgelenk, ext. Ellbogengelenk und pron. Unterarm
Mm lumbricales	●●		haupts. mit dorsalflekt. Handgelenk und gestreckt. MCP-Gelenken
Mm interossei dorsales I-II	●		haupts. mit gestreckt. MCP-Gelenken
Mm interossei dorsales III-IV	●		haupts. mit gestreckt. MCP-Gelenken
M interosseus palmaris I	●		haupts. mit gestreckt. MCP-Gelenk
Mm interossei palmares II-III	●		haupts. mit gestreckt. MCP-Gelenken
M extensor pollicis longus	●●		haupts. mit volarflekt. und ulnarflekt. Handge-lenk, gebeugtem MCP-Gelenk, Daumenopposi-tion und Pron. des Unterarmes
M flexor pollicis longus		●●	haupts. mit dorsalflekt. Handgelenk, gestreckt. MCP-Gelenk, Daumenreposition und Sup. des Unterarmes

3.8. *Bewegungsvermögen der Carpometacarpalgelenke des Daumens und des Kleinfingers* sowie die *bewegungsbehindernde* Funktion *der* einzelnen *Muskeln.*

●● = Hauptmuskel   ● = „Hilfs"muskel

Behindernde Muskeln	Flexion	Extension	Abduktion	Adduktion	Opposition	Reposition
M extensor pollicis longus	●●				●	
M extensor pollicis brevis	●●			(●●)	●	
M abduktor pollicis longus				●●	●	
M flexor pollicis longus		●●				●●
M flexor pollicis brevis		●●		●		●
M opponens pollicis				●		●●
M abduktor pollicis brevis		●●		●		●
M adduktor pollicis		●	●●		●	●●
M extensor digiti minimi	●●				●	
M abduktor digiti minimi		●		●●	●●	
M flexor digiti minimi brevis		●●		●		
M interosseus palmaris I		●	●●			

3.9. *Bewegungsvermögen des Hüftgelenkes* sowie die *bewegungsbehindernde* Funktion *der* einzelnen *Muskeln.*

●● = Hauptmuskel   ● = „Hilfs"muskel

Behindernde Muskeln	Flexion	Exten-sion	Abduk-tion	Adduk-tion	Innen-rotation	Aussen-rotation	Anmerkung
M iliopsoas		●●	●	●	●		
M sartorius		●		●	●		
M rectus femoris		●●					
M pectineus		●●	●●		●		
M tensor fasciae latae		●		●		●●	
M gluteus maximus	●●		●	●	●●		
M gluteus medius	●	●		●●	●●	●	
M gluteus minimus	●	●		●●	●	●●	
M biceps femoris caput longum	●●		●		●		haupts. mit ext. Kniegelenk
M semitendinosus	●●		●			●	haupts. mit ext. Kniegelenk
M semimem-branosus	●●		●			●	haupts. mit ext. Kniegelenk
M gracilis		●	●●			●	haupts. mit ext. Kniegelenk
M adduktor longus		●	●●		●		
M adduktor brevis		●	●●		●		
M adduktor magnus	●		●●		●	●●	
M piriformis	●			●	●●		
M quadratus femoris	●		●		●●		
Mm gemelli	●				●●		
M obturatorius externus			●		●●		
M obturatorius internus	●				●●		

3.10. *Bewegungsvermögen des Kniegelenkes* sowie die *bewegungsbehindernde* Funktion *der* einzelnen *Muskeln*.

●● = Hauptmuskel   ● = „Hilfs"muskel

Behindernde Muskeln	Flexion	Extension	Innen-rotation	Aussen-rotation	Anmerkungen
M semitendinosus		●●		●(●)	haupts. mit flekt. Hüftgelenk
M semimembra-nosus		●●		. ●	haupts. mit flekt. Hüftgelenk
M biceps femoris		●●	●●		haupts. mit flekt. Hüftgelenk
M rectus femoris	●●				haupts. mit flekt. Hüftgelenk
M vastus lateralis	●●		●		
M vastus intermedius	●●				
M vastus medialis	●●		(●)	(●)	
M sartorius		●		●	haupts. mit flekt. Hüftgelenk
M popliteus		●		●●	
M gastrocnemius		●			
M plantaris		●			
M tensor fasciae latae	●		●		
M gracilis		●		●	haupts. mit ext. Hüftgelenk

3.11. *Bewegungsvermögen der Talocruralgelenke* sowie die *bewegungsbehindernde* Funktion der einzelnen *Muskeln.*

●● = Hauptmuskel   ● = „Hilfs"muskel

Behindernde Muskeln	Plantar-flexion	Dorsal-flexion	Supina-tion	Pronation	Anmerkungen
M tibialis anterior	●●			●●	
M extensor digi-torum longus	●●		●●		
M peroneus tertius	●●		●●		
M extensor hallucis longus	●			●	haupts. bei Plantarflex. im MTP und IP von Dig I
M gastrocnemius		●●			haupts. mit ext. Kniegelenk
M plantaris		●		●	haupts. mit ext. Kniegelenk
M soleus		●●			
M peroneus longus		●	●●		
M flexor digitorum longus		●		●	haupts. bei Dorsalflex. in MTP, PIP und DIP
M flexor hallucis longus		●		●	haupts. bei Dorsalflex. in MTP und IP
M tibialis posterior		●		●	
M peroneus brevis		●	●●		

3.12. *Bewegungsvermögen der Zehengelenke* sowie die *bewegungsbehindernde* Funktion *der einzelnen Muskeln.*

●● = Hauptmuskel   ● = ,,Hilfs''muskel

Behindernde Muskeln	Plantar-flexion	Extension	Abduktion	Adduktion	Anmerkungen
M extensor digitorum longus	●●				haupts. bei Plantarflex. im Talocruralgelenk
M extensor hallucis longus	●●				haupts. bei Plantarflex. im Talocruralgelenk
M flexor digitorum longus		●●			haupts. bei Dorsalflex. im Talocruralgelenk
M flexor hallucis longus		●●			haupts. bei Dorsalflex. im Talocruralgelenk
M abduktor hallucis				●●	
M flexor digitorum brevis		●●			
M abduktor digiti minimi				●●	
M quadratus plantae		●●			
Mm lumbricales	●● in DIP und PIP	● in MTP			haupts. bei Dorsalflex. im Talocruralgelenk und ext. in MTP-Gelenk
M flexor hallucis brevis		●● in MTP			
M adduktor hallucis		●	●●		
M flexor digiti minimi brevis		●●		●	
M interosseus dorsalis I	● in IP	● in MTP		●	haupts. bei Dorsalflex. des MTP-Gelenkes
Mm interossei dorsales II-IV	● in DIP und PIP	● in MTP	●		haupts. bei Dorsalflex. des MTP-Gelenkes
Mm interossei plantares	● in DIP und PIP	● in MTP	●		haupts. bei Dorsalflex. des MTP-Gelenkes
M extensor digitorum brevis	●●				
M extensor hallucis brevis	●● in MTP		●		

3.13. *Bewegungsvermögen des Kopfes und der HWS* sowie die *bewegungsbehindernde* Funktion *der* einzelnen *Muskeln.*

●● = Hauptmuskel   ● = „Hilfs"muskel

Behindernde Muskeln	Ventral-flexion	Dorsal-flexion	Lateral-flexion zur gleichen Seite	Lateral-flexion zur anderen Seite	Rotation zur gleichen Seite	Rotation zur anderen Seite
M sternocleido-mastoideus				●●	●●	
M scalenus anterior		●		●●	●●	
M scalenus medius		●		●●	●●	
M scalenus posterior	●			●		●
M longus colli		●		●		●
M longus capitis		●		●		●
M rectus capitis anterior		●		●		●
M rectus capitis lateralis		●		●		●
M splenius capitis	●●			●		●
M splenius cervicis	●●			●		●
M iliocostalis cervicis	●●			●●		●●
M longissimus cervicis	●●			●●		●●
M longissimus capitis	●●			●●		●●
M spinalis cervicis	●●			●●		●●
M semispinalis capitis	●●			●●		●●
Mm intertrans-versarii	●●			●●	●	●
Mm interspinales	●●				●	●
Mm rotatores	●●				●●	
Mm multifidi	●●				●●	
M rectus capitis dorsalis major	●		●			●
M rectus capitis dorsalis minor	●			●	●	
M obliquus capitis inferior	●		●			●
M obliquus capitis superior	●			●	●	
M platysma		●●		●		●
Mm supra- und infrahyoidales		●●		●		●
Mm supra- und infrathyreoidales		●●		●		

3.14. *Bewegungsvermögen der BWS und LWS* sowie die *bewegungsbehindernde* Funktion *der* einzelnen *Muskeln.*

●● = Hauptmuskel   ● = „Hilfs"muskel

Behindernde Muskeln	Ventral-flexion	Dorsal-flexion	Lateral-flexion zur gleichen Seite	Lateral-flexion zur anderen Seite	Rotation zur gleichen Seite	Rotation zur anderen Seite
M rectus abdominis		●●				
M obliquus abdominis externus		●●		●	●●	
M obliquus abdominis internus		●●		(●)		●●
M iliopsoas	●			●●		
M quadratus lumborum	●			●●	●	●
Mm iliocostalis thoracis	●●			●		●
Mm iliocostalis lumborum	●●			●		●
M longissimus thoracis	●●			●		●
Mm spinalis thoracis	●●			●		●
M semispinalis thoracis	●●			●	●	
Mm intertransversarii	●●			●	●	●
Mm interspinales	●●				●	●
Mm rotatores	●●				●●	
Mm multifidi	●●				●●	

3.15. *Bewegungsvermögen des Thorax* sowie die *bewegungsbehindernde* Funktion *der* einzelnen *Muskeln*.

●● = Hauptmuskel   ● = „Hilfs"muskel

Behindernde Muskeln	Inspiration		Exspiration	
	in Ruhe	forciert	in Ruhe	forciert
M diaphragma			●●	●●
M scalenus anterior			●	●●
M scalenus medius			●	●●
M scalenus posterior			●	●●
Mm intercostales interni		●	●	●
M intercostales externi		●	●	●
M sternocleido- mastoideus				●
M levatores costarum			●	●
M serratus poste- rior superior			●	●
M erector spinae				●
M transversus abdominis		●●		
M rectus abdominis		●●		
M obliquus abdo- minis externus		●●		
M obliquus abdo- minis internus		●●		
M serratus poste- rior inferior		●		
M quadratus lumborum		●		
M latissimus dorsi		●		

3.16. *Bewegungsvermögen der Kiefergelenke* sowie die *bewegungsbehindernde* Funktion *der* einzelnen *Muskeln.*

●● = Hauptmuskel   ● = „Hilfs"muskel

Behindernde Muskeln	Protraktion	Retraktion	Öffnen des Mundes
M pterygoideus medialis	●	●	●
M masseter	●●		●
M temporalis	●●		●
M pterygoideus lateralis		●	

4. MUSKELREGISTER

M abduktor digiti minimi manus **76,** *76* m108, m110
M abduktor digiti minimi pedis **145,** *145* m114
M abduktor hallucis **142,** *142* m114
M abduktor pollicis brevis **73,** *73* m109, m110
M abduktor pollicis longus **66,** *66, 73, 74* m106, m107, m109, m110
M adduktor brevis **93,** *79, 82-85, 89, 93-103 m111*
*M adduktor hallucis **141,** 141 m114*
M adduktor longus **93,** *79, 82-85, 89, 93, 95-103, 107-109* m111
M adduktor magnus **79,** *79, 82-85, 89, 94-103, 107-109* m111
M adduktor pollicis **72,** *72* m110
  — caput transversum **75,** *75*
M anconeus **44,** *44* m106
M biceps brachii **32, 35,** *45, 46* m104, m106
  — caput breve **35,** *28, 29, 30, 34, 36* m104, m106
  — caput longum **32,** *32, 34* m104, m106
M biceps femoris **78,** *78, 80, 82-84* m111, m112
  — caput breve **78, 114,** *113, 114*
  — caput longum **78,** *80, 82-84, 114* m111
M brachialis **45,** *46* m155
M brachioradialis **45,** *47* m155
M coccygeus 103
M coracobrachialis **35,** *28-30, 32, 34, 35* m104
M deltoideus m104
  — pars acromialis **32,** *16, 30, 33* m104
  — pars clavicularis **35,** *26, 28-30, 32, 34, 35* m104
— pars spinalis **17,** *5, 18, 19, 27* m104
M diaphragma m117
Mm erector spinae m115-117
M extensor carpi radialis brevis **45,** *49, 62* m106, m107
M extensor carpi radialis longus **45,** *48, 62, 66* m106, m107
M extensor carpi ulnaris **45,** *55, 62, 65* m106, m107
M extensor digiti minimi **45,** *53, 62, 68, 76* m106-m110
M extensor digitorum brevis **133,** *134, 135* m114
M extensor digitorum communis **45,** *50, 52, 62, 68* m106-m109
M extensor digitorum longus **116,** *119, 120, 122, 133* m113, m114
M Extensor hallucis brevis **133,** *133* m114
M extensor hallucis longus **116,** *117, 118, 123, 133* m113, m114
M estensor indicis **45,** *51, 62, 68,* m106-109
M extensor pollicis brevis **66,** *67, 74* m107, m108, m110
M extensor pollicis longus **62,** *62, 74* m106-110
M flexor carpi radialis **45,** *57, 63, 66* m106, m107

Zeichenerklärung:
Ziffern, die sich auf den Band I beziehen, sind kursiv und unterstrichen.
Fett gedruckte Ziffern geben die Seite an, wo die Muskelfunktion beschrieben ist.
Die übrigen, schlank gedruckten Ziffern beziehen sich auf die Seite, wo der Muskel gedehnt oder zumindest erwähnt wird.
Ein „M" vor einer Ziffer weist auf die Seite des Muskelschemas in diesem Buch hin.

M flexor carpi ulnaris **45,** *56, 63, 65* m106, m107
M flexor digiti minimi brevis manus **71,** *69, 77* m108, m110
M flexor digiti minimi brevis pedis **145,** *145* m114
M flexor digitorum brevis **136,** *138* m114
M flexor digitorum longus **124, 136,** *139* m113, m114
M flexor digitorum superficialis **45,** *58, 63, 71* m106-m109
M flexor digitorum profundus **63,** *63, 71* m107-109
M flexor hallucis brevis **136,** *136, 143* m114
   — pars lateralis **141,** *136*
   — pars medialis **142,** *136, 143*
M flexor hallucis longus **124, 136,** *137* m113, m114
M flexor pollicis brevis **71,** *71, 75* m108, m110
M flexor pollicis longus **63,** *64, 71, 75* m106-110
M gastrocnemius **124,** *113, 124, 125, 126, 131, 132, 134, 135* m112, m113
M gemellus inferior *90, 104-106* m111
M gemellus superior *90, 104-106* m111
M gluteus maximus **79,** *79, 80, 82, 83, 104-106* m111
M gluteus medius **91,** *80, 84, 90, 91, 104-109* m111
M gluteus minimus **91,** *80, 90, 91, 107-109* m111
M gracilis **94,** *89, 94, 99, 103, 115* m111, m112
M iliocostalis cervicis m115
M iliocostalis lumborum m116
M iliocostales thoracis m116
M iliopsoas **85,** *85, 86, 90, 93* m111, m116
Mm infrahyoidales **27, 33,** *34, 35* m115
Mm infrahyreoidales **27, 33,** *34, 35* m115
M infraspinatus **17,** *19, 20, 26, 27, 30, 34* m104
Mm intercostales externi m117
Mm intercostales interni m117
Mm interossei dorsales manus **68,** *68* m108, m109
Mm interossei dorsales pedis **144, 145,** *135, 144, 145* m114
Mm interossei palmares **68, 72,** *69, 71, 72, 74* m108, m109, m110
Mm interossei plantares pedis **144,** *144* m144
Mm interspinales **16,** 16 m115, m116
Mm intertransversarii **16,** 16 m115, m116
M latissimus dorsi **5,** *6, 7, 12, 13, 14, 26-28, 43* m104, m105, m117
M levator ani 103
M levator scapulae **38,** *5, 40-42* m105
M levatores costarum m117
M longissimus capitis **27,** 27 m115
M longissimus cervicis m115
M longissimus thoracis m116
M longus capitis **27, 33,** 27-29, 38-39 m115

Zeichenerklärung:
Ziffern, die sich auf den Band I beziehen, sind kursiv und unterstrichen.
Fett gedruckte Ziffern geben die Seite an, wo die Muskelfunktion beschrieben ist.
Die übrigen, schlank gedruckten Ziffern beziehen sich auf die Seite, wo der Muskel gedehnt oder zumindest erwähnt wird.
Ein „M" vor einer Ziffer weist auf die Seite des Muskelschemas in diesem Buch hin.

M longus colli **33**, 30-32, 36, 37 m164
Mm lumbricales manus **68,** _70, 71_ m108, m109
Mm lumbricales pedis **136,** _138, 140_ m114
M masseter **146,** _147-152_ m118
Mm multifidi m115, m116
M obliquus abdominis externus m116, m117
M obliquus abdominis internus m116, m117
M obliquus capitis inferior **14,** 14, 15 m115
M obliquus capitis superior **11** m164
M obturatorius externus _104-106_ m111
M obturatorius internus _90, 104-106_ m111
M opponens digiti minimi manus **77,** _77_ m108
M opponens pollicis **75,** _75_ m109, m110
M palmaris longus **45,** _58, 61, 63_ m106, m107
M pectineus **85,** _89, 93-103_ m111
M pectoralis major **5,** _6-12, 14, 26-30, 32, 34, 35, 37, 43_ m104, m105
 — pars abdominalis _6, 7_
 — pars clavicularis _10, 11_ m104
 — pars sternocostalis _8, 9_ m104
M pectoralis minor **5,** _6, 7, 12, 15, 26-28, 43_ m104, m105
M peroneus brevis **124,** _130, 131_ m113
M peroneus longus **124,** _130, 131_ m113
M peroneus tertius **116,** _121, 122_ m113
M piriformis **80,** _80, 81, 90, 104-106_ m111
M plantaris **124,** _113, 124-126_ m112, m113
M platysma **33,** 34, 35 m115
M popliteus **115,** _113, 115_ m112
M pronator teres **45,** _59, 60_ m106
M pronator quadratus **45,** _59, 60_ m106
M pterygoideus medialis **146,** _147-152_ m118
M pterygoideus lateralis **146,** _151, 152_ m118
M quadratus femoris **80,** _80_ m111
M quadriceps femoris **110,** _110-112_ m112
 — rectus femoris _85, 87, 88,_ **110** m111, m112
 — vastus intermedius _111, 112_ m112
 — vastus lateralis _111, 112_ m112
 — vastus medialis _111, 112_ m112
M quadratus lumborum 76, 87, 88, 96-98 m116, m117
M quadratus plantae m114
M rectus abdominis m116, m117
M rectus capitis anterior **27,** 27-29 m164
M rectus capitis dorsalis major **11,** 11-15 m115
M rectus capitis dorsalis minor **11,** 11-13 m115

Zeichenerklärung:
Ziffern, die sich auf den Band I beziehen, sind kursiv und unterstrichen.
Fett gedruckte Ziffern geben die Seite an, wo die Muskelfunktion beschrieben ist.
Die übrigen, schlank gedruckten Ziffern beziehen sich auf die Seite, wo der Muskel gedehnt oder zumindest erwähnt wird.
Ein „M" vor einer Ziffer weist auf die Seite des Muskelschemas in diesem Buch hin.

M rectus capitis lateralis **27,** 27-29 m115
M rectus femoris **85,** *80, 82-84, 87, 88* m111, m112
M rhomboidei major et minor **17,** *5, 22, 23* m105
Mm rotatores cervicis **16,** 16-20 m115
Mm rotatores thoracis m116
M sartorius **90,** *90* m111, m112
M scalenus anterior **58,** 58, 59 m115, m117
M scalenus medius **58,** 58, 59 m115, m117
M scalenus posterior **58,** 60 m115, m117
M semimembranosus **78,** *78, 80, 82-84, 115* m111, m112
M semispinalis capitis **11,** 11-15 m115
M semispinalis thoracis 64 m116
M semitendinosus **78,** *78, 80, 82-84, 115* m111, m112
M serratus anterior **30,** 29, 31, 34, 43 m105
M serratus posterior inferior m117
M serratus posterior superior m117
M soleus **124,** *124, 127, 128* m113
M spinalis cervicis 16 m115
M spinalis thoracis 64 m116
M splenius capitis **11,** 11-15 m115
M splenius cervicis 11-15 m115
M sternocleidomastoideus **55,** 55-57 m115, m117
M subclavius **45,** *16, 43,* **61,** 61, 62 m104, m105
M subscapularis **35,** *26-28, 37* m104
M supinator **45,** *54* m106
Mm suprahyoidales **27, 33,** 34, 35 m115
M supraspinatus **32,** *16, 30, 33* m104
Mm suprathyreoidales **33,** 34, 35 m115
M temporalis **146,** *147-152* m118
M tensor fasciae latae **91, 110,** *90, 92, 110, 111* m111, m112
M teres major **5,** *6, 7, 12, 14, 26-28* m104
M teres minor **17,** *5, 19, 26, 27, 30, 34* m104
M tibialis anterior **116,** *116, 123* m113
M tibialis posterior **124,** *129, 132* m113
M transversus abdominis m117
M trapezius **17, 30, 38,** *5, 21, 29, 43* m105
   — pars ascendens **30,** *30* m105
   — pars descendens **38,** *38, 39,* **11,** 14 m105
   — pars transversa **17,** *21, 22* m105
M triceps brachii **17, 44,** *24, 25* m104, m106
   — caput mediale und laterale **44,** *44*
   — caput longum **17,** *5, 24, 25, 44* m104

Zeichenerklärung:
Ziffern, die sich auf den Band I beziehen, sind kursiv und unterstrichen.
Fett gedruckte Ziffern geben die Seite an, wo die Muskelfunktion beschrieben ist.
Die übrigen, schlank gedruckten Ziffern beziehen sich auf die Seite, wo der Muskel gedehnt oder zumindest erwähnt wird.
Ein „M" vor einer Ziffer weist auf die Seite des Muskelschemas in diesem Buch hin.